천연식초를 알면 암은 없다

천연식초를 알면 암은 없다

초판 1쇄 발행 · 2013년 5월 6일
초판 5쇄 발행 · 2022년 2월 25일

지은이 · 구관모
펴낸이 · 이종문(李從聞)
펴낸곳 · 국일미디어

등   록 · 제406-2005-000025호
주   소 · 경기도 파주시 광인사길 121 파주출판문화정보산업단지(문발동)
영업부 · Tel 031)955-6050 | Fax 031)955-6051
편집부 · Tel 031)955-6070 | Fax 031)955-6071

평생전화번호 · 0502-237-9101~3

홈페이지 · www.ekugil.com
블 로 그 · blog.naver.com/kugilmedia
페이스북 · www.facebook.com/kugilmedia
E - mail · kugil@ekugil.com

· 값은 표지 뒷면에 표기되어 있습니다.
· 잘못된 책은 구입하신 서점에서 바꿔드립니다.

ISBN 978-89-7425-599-2(03510)

전통식초 제조 기능 보유자 구관모가 말하는
건강 100세로 가는 식초 혁명

천연식초를 알면 암은 없다

구관모 지음

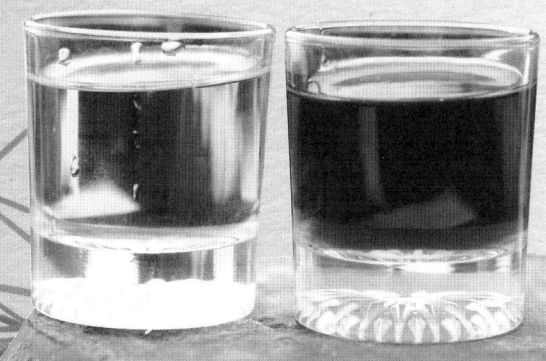

국일미디어

글을 시작하며

천연식초를 마시면 암을 이긴다

경제성장에 따른 영양 개선과 의료설비의 보급으로 평균수명이 해마다 늘어나 1960년대의 53세에서 2012년에는 남성 77세, 여성 84세로 향상되었다. 영아 사망, 교통사고, 자살 등으로 사망이 평균수명을 깎아내렸는데도 이 정도니 웬만한 사람은 90세 이상 사는 것이 보통이다.

고령화 사회로 접어들면서 '9988234'라는 암호 같은 숫자가 사람들 입에 자주 오르내린다. "99세까지 팔팔(88)하게 살다가 2~3일만 아픈 뒤 사망(4)하고 싶다"는 소망이 농담 속에 담겨 있다. 그러나 '9988234'는 그야말로 소망일 뿐이다.

한국인의 건강수명은 평균수명보다 훨씬 떨어져 남성 67세, 여성 70세에 지나지 않는다. 건강수명이란 질병이나 장애 등으로 정상적인 활동을 하지 못하는 기간을 평균수명에서 뺀 수치로, 평균수명과 약 12년 정도 차이가 난다. 즉 12년간이나 반신불수나 치매, 시한부 인생으로 살다가 사망하는 것이 현 실정이다. 평균수명의 연장을 기뻐할 수만은 없는 이유다.

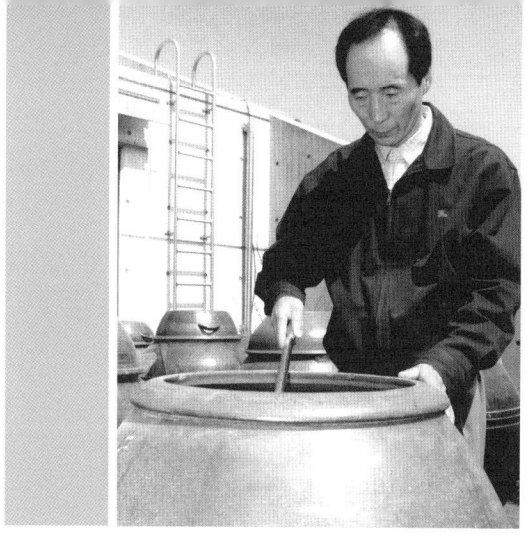

    그렇다면 한국인은 생애 마지막 12년 동안 주로 어떤 병으로 고통을 받다가 죽게 되는 것일까? 그 주요 질환의 첫째 순위는 단연 암이다. 폐암, 위암, 간암, 대장암, 자궁암, 유방암, 전립선암 등. 둘째 순위는 순환계 질환으로서 뇌졸중, 심장질환이다. 하나같이 가공식, 흡연, 음주 같은 잘못된 생활습관으로 생기는 병이며, 장복하는 고혈압 약, 당뇨병 약의 합병증이다.

    "내일을 모르면 얼마나 행복할까요!"

    시한부 인생이 되어버린 말기 암 환자의 독백이 심금을 울린다. 암 치료법은 크게 수술, 방사선치료, 항암제치료의 세 가지로 나뉜다. 이 밖에도 면역치료, 암 백신요법, 온열요법 등이 있는데 그 어느 것도 암을 뿌리 뽑지는 못한다. 당연한 얘기지만, 암을 완전히 없애버릴 수 없다면 암 치료는 아무런 의미가 없다. 조금이라도 잔당이 존재하면 어느새 증식해버리기 때문이다.

    그런 의미에서 본다면 역으로 수술과 방사선치료만이 암을 근절할 수 있는 치료법이라 할 수 있다. 사실 항암제도 '맹독'이므

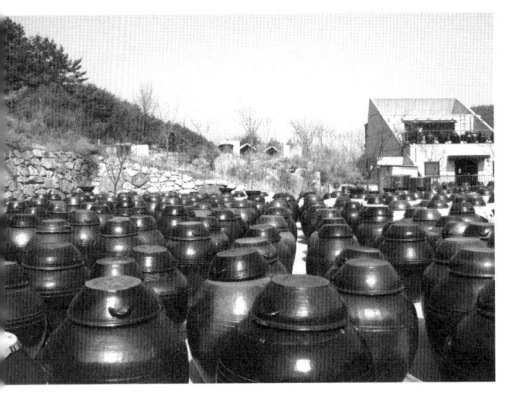

로 암을 없애려 하면 못할 것도 없다. 다만 암을 퇴치하기 전에 목숨이 먼저 사라지기 때문에 실용적이지 않을 뿐이다.

무슨 병이나 다 그렇지만, 특히 자신의 잘못된 생활습관에서 비롯된 암을 위시한 모든 문명병은 의사나 약품이 고쳐주는 것이 아니다. 스스로 만든 병은 스스로 고칠 수밖에 없다. 병을 고치는 것은 환자 자신이 가진 자연치유력뿐이다.

그러므로 참다운 의사라면 자연치유력을 보강하기 위한 구체적인 방법을 가르쳐줘야 하는데, 유감스럽게도 현실은 의사는 많은데 '병 없이 사는 생활법을 가르쳐주는 선각자'는 부족하다.

매연에 의한 공기오염, 합성제나 소독약에 의한 수질오염, 농약이나 식품첨가물에 의한 식품오염, TV 광고로 사람들을 현혹하는 약품오염 등으로 암, 뇌졸중, 치매 환자가 늘어날수록 태양처럼 떠오르는 것이 살균·해독제인 천연식초다.

"식초는 피를 다스린다. 일체의 고기와 생선, 채소의 독을 사멸시킨다(동의보감)."

식초는 노벨 생리의학상을 3회나 수상한 인류 최고의 과학이며 발효공학의 정점(頂點)이다. 지구상에 식초보다 더 좋은 자연치료제나 건강장수식품은 없다.

이 책은 천연식초의 효능과 제조법에 관한 정보를 제공한다. 더불어 이미 병이 진행 중이어서 치료가 필요한 환자에게는 혈독을 제거하고 병마의 심장부를 깨뜨려 단숨에 건강을 회복할 수 있는 구체적이고도 정확한 수행법을 담고 있다.

나는 현재 대구광역시에 있는 '몸과 문화 평생교육원'에서 '병 없이 사는 법과 천연식초 제조법'을 강의하는 자연의학자에 지나지 않지만, 서울 도심의 거대한 종합병원보다 성인병 환자들에게 더 많은 용기와 희망, 혜택을 주고 있다고 자부한다.

우리 땅에서 생산된 제철 자연식품을 깎거나 첨가·변질시키지 않고 그대로 먹고, 인체의 윤활유에 해당하는 효소, 비타민, 미네랄, 호르몬 부족을 동시에 해결하는 천연식초를 마시고, 산천을 걷고 달려서 폐활량이 늘어나 60조 개나 되는 세포에 신선한 산소가 공급되면, 암에 걸릴 리도 없고 혹시 걸리더라도 못 고칠 이유가 없다. 원인을 차단하면 결과는 스스로 다스려진다.

아무쪼록 이 글을 읽는 독자들은 더 늦기 전에 자신의 잘못된 생활습관을 바로잡고, 5천 년 조상의 얼이 서린 한국의 전통식초에 150세의 장수비법이 숨겨져 있음을 부디 깨닫기 바란다.

2013년
대구광역시 달성군 가창면에서
저자 구관모

추천의글

　구관모 사장님은 늘 다른 사람을 따뜻하게 대하며, 자연을 사랑하고 꽃과 새, 바람과 달의 변화에도 눈물짓는 다정다감한 분이다. 아무리 나이를 먹더라도 마음만은 호기심 많은 철부지 상태로 머물러 있고 싶다는 바람 때문일까? 그분에게서는 항상 활달하고 열정적인 청년의 기운이 느껴진다.

　'자기 손으로 직접 일을 해야 장인'이라는 소신대로 구관모 사장님은 항상 직접 일하며 주야로 연구해서 식초에 관한 발명특허를 네 개나 획득했다. 언젠가 식초 장인인 그분에게 우리 학과 학생들을 위해 특강을 부탁드렸다. 잘나가는 강사를 모시려니 수업료를 많이 드려야 하는데도 그분은 학교 사정을 아시고 무보수로 학생들을 만나주셨다. 강의를 마친 후에는 학과 교수 전원에게 식사를 대접하는 대인의 모습을 보여주신 기억이 새롭다.

　한 번은 식초박물관을 개장한다고 해서 방문했는데, 한국의 초두루미를 집대성한 산실로 보였다. 전국에서 모은 초두루미 3천여 개가 박물관 곳곳에 자리 잡고 있어서 구관모 사장님의 집념

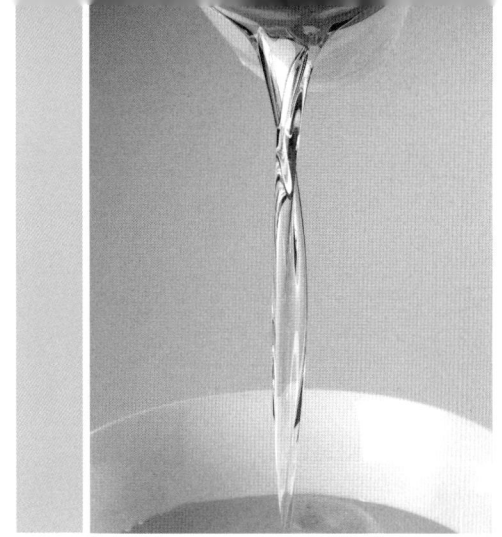

이 피부로 느껴졌다.

그날 저녁에는 '해삼막걸리'라는 듣도 보도 못한 술을 대접받았는데, 자신만의 오랜 연구와 노하우로 빚은 귀한 술이었다. 식초는 술이 늙어서 만들어지는 것이므로 식초 장인이 되려면 먼저 술의 달인이 되어야 한다고 했다. 해삼막걸리를 맛본 후 그분이 진정한 식초 장인임을 다시 한 번 확인했다.

식초가 사람에게 얼마나 좋은 식품인지를 몸소 체득하여 거의 독학으로 전국에서 내로라하는 지금의 경지에 이른 '집념의 사나이'. 구관모 사장님에게 딱 어울리는 말이다. 언제 그렇게 많은 의학 서적을 통달하셨는지 벌써 다섯 권째 건강 서적을 출간하신다니 이렇게 추천사를 쓰는 것이 영광스럽다.

구관모 사장님은 자비(自費)로 우물을 파서 "철철 흘러넘치는 대자연의 축복을 같이 누리자"며 근교 모든 시민에게 무료로 생수를 마시게 하고, "진실로 남을 이롭게 하면서 돈을 벌어야 한다"는 철학을 몸소 실천하는 분이시다.

또한 병마로 고생하는 분들을 위해 자신이 오랫동안 습득한 비법을 이렇게 천하에 공개하며 나누는 따뜻한 배려에 저절로 고개가 숙여진다.

이 책은 제독(除毒), 자연식, 운동, 정신건강, 환경호르몬 문제, 화학첨가제, 다슬기식초 제조법, 암 없이 사는 생활법 등 광범위한 내용을 설명하고 있다. 특히 '5백 식품(흰 밀가루, 흰 쌀, 흰 조미료, 흰 설탕, 흰 소금)'을 피해야 한다고 강조하는 부분, 그리고 각종 질병의 발생 원인과 치유법에 대한 내용을 알아두면 건강장수에 더 가까이 갈 수 있을 것이다.

독자들이 이 책을 늘 가까이 두고 아무 때나 어렵지 않게 자연의학의 지침서와 의서로 활용하시기를 빌어본다.

김혁일(계명대학교 식품가공학과 교수)

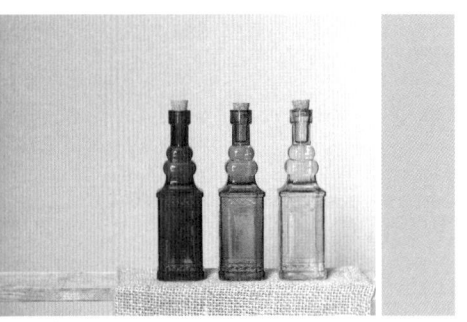

추천의 글

　구관모 선생을 만난 지도 어언 20년 세월을 바라본다.〈생각과 느낌〉이라는 문예지를 발간할 때였다. 각 분야의 장인을 문예지에 소개하면서 식초 박사 구관모 선생을 알게 되었다. 그 후 우리는 급속도로 가까워졌고, 대구교육대학교 평생교육원 문예대학에서 스승과 학생으로 만나면서 인연은 더욱 깊어졌다. 나는 '시'를 가르쳤지만, 인생에 대해서는 구관모 선생에게 더 많은 것을 배웠다. 이 글을 쓰는 것도 무엇보다 선생의 식초에 대한 애정과 탐구 열정에 압도되었기 때문이다.
　선생은 식초 제조법과 건강법을 연구하기 위해 경남 합천 노태산 깊은 산골에서 10년간 수도한 사람이다. "10년간 하루에 서너 시간밖에 자지 않았습니다. 집념은 사람을 귀신으로 만듭니다"며 껄껄 웃는 선생은 실전 지식과 이론을 겸비한 대한민국 식초의 일인자다. 지금은 전통식초박물관 관장이며 식초 회원 수만 명과 자연식 동호인들의 대부이지만, 그는 언제나 남을 존중하며 자신을 내세우지 않고 낮은 자리에 앉는다. 하지만 그의 시는 뜨겁다.

그의 건강 지식은 놀라울 정도로 해박하다. 모든 주장에 확실한 근거를 제시하여 설득력이 있다. 전문 교육기관에서 의지하지 않고, '이것 아니면 죽음뿐'이라는 절박한 경험을 바탕으로 연구하고 실천하여 비로소 체득한 지식이다. 대구문인협회 임원들과 함께 단체 여행을 갔을 때 회원들의 요청으로 선생이 즉석에서 건강 장수법을 강의한 적이 있다. 원고 하나 없이 몇 시간을 열정적으로 강의하는 해박한 지식에 모두 감탄했다.

그의 지식은 현실성 없이 허황되지 않고 누구나 실천 가능한 살아 있는 것이다. 그러기에 나는 선생을 진짜배기 '식초 박사'라 부른다. 이 책에 배어 있는 절절함이 읽는 이에게 자연스럽게 전달되는 것도 단순한 지식의 나열이 아니라 체험 그 자체를 기반으로 했기 때문일 것이다.

선생은 성품이 강직하다. 평소 언행도 단호하고 명쾌하다. 약속은 꼭 지키고 책임은 반드시 진다. 그 덕분에 적당히 타협하지 않는 식초, 간교하게 지름길로 가지 않는 올곧은 한국의 전통식초를 만들었다고 생각한다. 선생의 주장에 의하면 발효식품이야말로 세계적으로 자랑할 수 있는 유산이라 한다. 발효식품을 세계화하지 않으면 후손들이 죄를 짓는 것이라 한다. 세계화에 끝나는 것이 아니라 발효식품의 종주국으로 우뚝 서야 할 의무가 있다고 주장한다.

선생이 고수하는 건강법의 근본 원리는 '자연에 순응'하는 것이다. 자연 순응이라는 말에는 삶의 원리까지 포함하고 있다. 그래서인지 몰라도 이 책 곳곳에는 삶을 되돌아보게 하는 깊은 철학적 성찰도 담겨 있다. 요즘 상업성에 찌들어 건강한 삶을 추구하는 대중을 우롱하는 건강 관련 책들이 쏟아져 나오고 있다. 이 책은 그런 것들과는 근본적으로 궤를 달리한다.

비록 내 좁은 소견으로는 선생이 말하는 건강법의 깊은 원리를 다 이해할 수 없지만, 진정성 넘치는 글에 토를 달아보았을 뿐이다. 다만 이 글이 누가 되지 않기를 바라는 마음이다.

구석본(시인, 전 대구문인협회 회장)

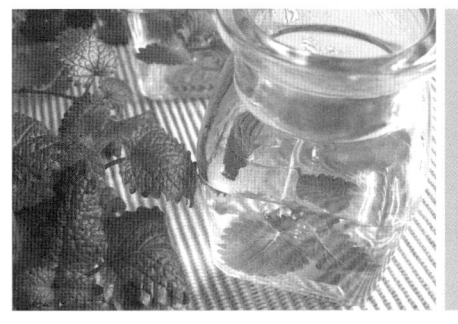

차례

글을 시작하며 4
추천의 글 8

제1장) 식초를 알면 암에 걸리지 않는다

암을 고치는 특효약은 없다 20
암은 교통 사고로 죽을 확률보다 7천 배나 높다 27
예지(豫知)와 예방 의학 29
대인과의 만남 34

제2장) 노벨상이 입증하는 천연식초의 효능

1차 노벨 생리의학상_오기자로초산 40
2차 노벨 생리의학상_구연산 71
3차 노벨 생리의학상_초산 88

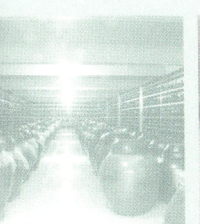
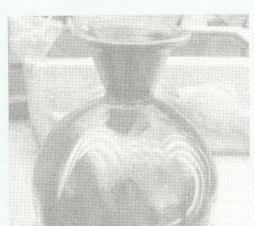
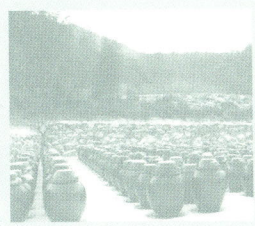
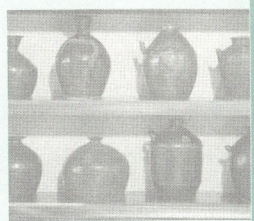

제3장) 천기누설 다슬기식초 제조법

자연의학은 스스로 병을 고치는 것　98

저는 간입니다　103

간을 보호하는 전통식초　107

　누룩만들기　111

　다슬기진액 추출법　116

　다슬기술 제조법　118

　초앉히기　121

반드시 옹기에 담는다　123

사계절을 거쳐야 한다　124

일본의 식초 문화　126

제4장) 다슬기식초 발명특허

질병이 복이 된다　132

　발명의 상세한 설명　134

　다슬기를 이용한 천연 양조식초 제조 방법　136

제5장) 식초의 분류

천연식초는 마셔라 142

알코올 양조식초는 피하라 145

빙초산 합성식초는 버려라 147

식초를 다양하게 섭취하는 법 150

제6장) 암을 어떤 시각으로 볼 것인가

암은 잉여 영양분을 먹고 산다 156

암은 환경호르몬에서 온다 159

식품첨가제가 암을 유발할 수 있다 162

식용유와 설탕은 암의 친구 166

과식, 냉증이 암을 부른다 170

암은 잘못된 생활습관에서 온다 174

암은 신경의 긴장에서 온다 176

암은 어혈에서 오는 병 179

오래 씹어야 암에 걸리지 않는다 182

암세포는 열에 약하다 185

운동하면 암이 예방 된다 188

암은 정기의 부족 192

암에 잘 걸리는 성격 195
암은 유전이 아니다 197
인체는 정밀기계가 아니다 199
암을 일으키는 것은 세균이 아니다 201
자연의학과 현대의학의 한 판 승부 203

제7장) 암을 퇴치하는 자연치유법

올바른 마음 206
올바른 자연식 215
건강TIP 하루 세 끼가 내 몸을 망친다 217
건강TIP 현미가 변비와 자율신경 실조증을 예방한다 223
건강TIP 현미와 함께 콩과 팥을 먹자 225
건강TIP 물은 얼마나 마셔야 할까? 230
건강TIP 간장, 된장으로 발효시켜 먹자 233
건강TIP 소금은 간수를 빼고 사용하자 235
천일염과 토판염 237

올바른 운동 238
운동의 효능 243
페니스는 제3의 다리 246

글을 마치며 247
참고도서 253

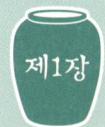

제1장

식초를 알면 암에 걸리지 않는다

암을 고치는 특효약은 없다

필자는 1993년 월간 〈퀸〉과 〈리빙센스〉 5월호를 시작으로 '구관모의 천연식초 건강법'이 언론에 대서특필되고, 2008년 5월 〈웰빙플러스〉가 선정한 '애타게 찾았던 숨은 명의(名醫) 50인'에 등재된 후 문의전화가 쇄도하는 암 환자들의 눈물 속에서 해가 뜨고 해가 지는 세월을 살게 되었다.

암으로 매년 중소도시 하나의 인구가 사라지는 참상이 벌어지면서 온갖 종류의 특효약과 비방, 견해, 입장이 뒤섞여 갈피를 잡을 수 없게 되었다. 종합병원마다 대대적인 암 병동 증축이 이뤄지고 암에 관한 책도 무더기로 쏟아지고 있다.

단언컨대 이 세상에는 당장에 암을 고쳐주는 어떠한 특효약도, 비방도, 천하 명의도 없다. 암 전문의들이 쓴 책이 서점에 넘쳐나지만 도움이 되는 것은 별로 없는 듯하다. 암 전문가가 쓴 책이라는 것도 원인을 차단하여 암을 예방하는 것은 없고, 결과만 강조하고 있으니 오히려 공포심만 가중된다. 의사들이 권장하는 대로

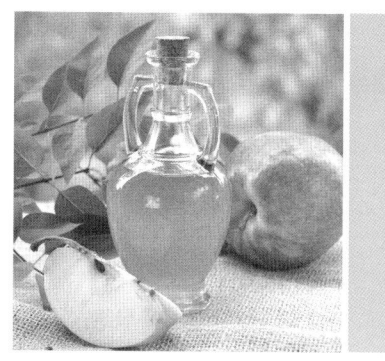

조기 발견, 조기 수술로 행복하게 장수한다면 그보다 더 좋은 일이 없겠지만, 조기 수술로 조기 사망을 하니 문제다.

수리적(數理的)으로 머리가 발달한 사람의 글은 정서적인 감동이 적고, 너무나 맑게 증류된 물과 같아서 보통 사람들의 구미에 맞지 않다. 마치 공기에 부딪히기만 하면 휘발하는 액체 같아서 무딘 현대인의 심장을 두드릴 만한 실질적인 힘이 없다. 환자들에게 필요한 것은 인간의 체취가 무럭무럭 풍기는 체험, 찐득찐득 달라붙는 엿처럼 신경 한 가닥 한 가닥에 접착해서 공감 가는 그런 글이어야 한다.

필자는 수필가다. 그 많은 암 치료책 중에서 문인이 쓴 것은 드물다. 필자의 글은 어렵지 않아 굳이 해석할 필요도 없고, 중요한 내용은 여러 번 반복하여 결론을 내리므로 그저 책장만 넘기면 불변하는 건강 진리가 머릿속에 차곡차곡 쌓인다.

암은 결과다. 고혈압, 당뇨병을 비롯한 다른 모든 질병도 결과다. 어디 질병뿐이겠는가? 우주에 있는 온갖 사물과 현상에도 원인이 결과로 이어지는 인과응보의 법칙이 작용한다.

예를 들어보자. 논이 오염되어 농사를 짓지 못하게 되었다. 어떻게 해야 할까? 항암제, 해독제, 살균제 등 약물을 막 퍼부어야 하겠는가? 아니면 더러운 물이 유입되는 입구부터 막고 깨끗한 물로 계속 씻어내야 하겠는가? 더러운 물은 식품오염, 공기오염, 수질오염, 약품오염 등이다. 아예 더러운 물이 논에 들어오지 못하게 하고 맑은 물만 들어오게 해서 옥토로 만들면 어떻겠는가?

암은 스스로 만든 병이다. 따라서 고치는 것도 스스로 고쳐야 한다. 암을 잘 고치는 천하 명의가 있다고? 가소로운 허상일 뿐이다. 그보다는 아예 암에 걸리지 않는 생활법을 가르쳐주는 선생이 필요하다. 《손자병법》에도 나와 있지 않은가. "백전백승(百戰百勝)은 최상의 승리가 아니다. 싸우지 않고 승리하는 것이야말로 최상의 승리다."

이 책의 내용을 한마디로 요약하면 "원인을 차단하면 결과는 스스로 다스려진다"는 것이다. 나는 병으로 절망하는 사람들에게 희망과 용기뿐만 아니라 병을 다스리는 구체적인 방법도 알려줄 것이다. 내가 말하는 대로 첫째 몸속에 쌓인 독을 빼고, 둘째 자연식을 먹고, 셋째 유산소 운동을 적극적으로 해서 질병의 원인을 차단하면 병고에서 해방된다.

인간도 자연의 일부분이어서 여름에는 몸이 따뜻해지고 겨울에는 차가워진다. 꽃피는 봄날에는 즐거움을 느끼고 가을바람에

낙엽이 지면 쓸쓸해진다. 인간은 자연의 지배자가 아니며 천지만물이 인간을 위해 존재하는 것도 아니다. 풀잎에 몸을 숨기는 이름 없는 풀벌레 한 마리도 살아남아서 종족을 보존하기 위해 투쟁하고, 공생하며, 진보하려고 몸부림친다.

제아무리 건강 지식이 풍부하고 한 나라를 흔드는 천재라도 자연에 순응하지 않으면 건강을 지킬 수 없다. 건강은 문명의 소산이 아닌 자연의 산물이기 때문이다. 자연으로 돌아가라. 자연으로 돌아가는 것이 바로 원인을 차단하는 비법이다. 자연으로 돌아가면 암에 걸릴 이유가 없고 걸린 암도 낫는다.

항암제, 방사선, 수술로는 암을 치료할 수 없다

암을 비롯한 고혈압, 당뇨병 등 모든 문명병은 현대의학으로는 직접 손을 쓸 방법이 없다. 현대의학은 세균성 질환에는 나름대로 성과를 거두고 있지만, 혈액의 산성화로 시작되는 문명병에는 속수무책이다.

세균성 질환은 세균만 퇴치하면 되지만, 암은 대부분 우리 몸 자체가 변질되어 일어나는 병이므로 손쓰기가 복잡하다. 생각해보면 암도 혈관 벽에 콜레스테롤이 쌓여 생기는 동맥경화처럼 우리 몸의 일부를 이루고 있어서 물청소하듯이 깨끗하게 청소할 수 없다.

당뇨병 역시 대사질환으로서 영양상태의 부조화로 일어나기에 세균을 대처하는 방법으로는 해결되지 않는다. 당뇨병은 세균과 같이 외부에서 침입한 외물이 아니라는 말이다. 그것은 우리 몸이 만들어낸 병이다.

그동안 현대의학은 죽음을 막는 데만 역점을 두고 건강을 유지하고 증진하는 일은 등한히 했다. 이는 현대의학 자체가 모순이라는 것을 의미한다. 암은 항암제나 방사선으로, 당뇨병은 인슐린으로 근근이 생명을 이어가게 하고, 심장병은 심장이식이라는 곡예를 부리며 죽음을 막는 데만 중점을 둔 낡은 의학이다. 이러한 현대의학의 맹점을 꾸짖은 의학자가 일찍이 여러 명 있었다.

미국 뉴욕 의과대학 교수인 알론조 클라크 박사는 "우리가 쓰고 있는 치료약은 모두 독이다. 따라서 먹을 때마다 환자의 활력을 떨어뜨린다. 병을 낫게 하려는 의사들의 열성이 오히려 환자에게 심한 해독을 입히고 있다. 자연에 맡기면 저절로 회복될 많은 사람을 의사들이 서둘러 묘지로 보내고 있다"고 탄식했다.

1985년 세계적인 암 연구 시설인 미국 국립암연구소(NCI) 테비타 소장은 미 의회에서 이렇게 증언했다.

"서양 의학은 지금까지 죽음을 막는 데 역점을 두어 왔고, 그 방법은 주로 세균성 질환과 외부의 충격에 의한 손상을 치료하는 데 그쳤다. 그 때문에 심각한 영양상태의 불균형과 결핍에 대해 무지해서 환자의 몸을 죽이는 항암제를 쓰고 있다. 근본적으로 해결하기보다는 죽음을 막아보자는 성급한 판단에 망치로 유리창을 깨뜨리는 오류를 범하고 있다. 항암제, 방사선, 수술로는 암을 치료할 수 없다. 오히려 암을 키울 뿐이다. 우리는 깊은 절망감에 사로잡혀 있다."

항암제를 투여해도 암세포는 곧바로 반항암제유전자(ADG)로 변화되어 항암제를 무력화시킨다는 충격적인 내용이었다. 그는 "이는 농약을 살포하면 곤충에게 내성이 생기는 것과 마찬가지다"라고 솔직하게 털어놓았다. 이런 증언들을 참고하면 항암제를 아무리 많이 투여해도 깨진 독에 물 붓기일 뿐이다.

일본에서는 매년 31만 명의 암 환자가 목숨을 잃고 있다. 많은 의사가 "그중 25만 명 가까운 환자가 실은 암 때문이 아니라 항암제의 맹독성이나 방사능 치료의 유해성, 수술 후유증으로 살해된다"고 놀라운 증언을 하고 있다.

자연치료와 기공치료로 암을 치료하는 데 커다란 실적을 올린 것으로 유명한 일본의 야야마 도시히코 암 치료 전문의는 이렇게 말했다.

"항암제를 사용하면 암세포 중 흉포한 놈만 살아남는다."

농약에 내성이 생긴 극도로 생명력이 강한 해충만 살아남아 곡물에 반격을 가하듯이 항암제 투여로 강한 암세포만 살아남아 생명을 단축한다는 의미다. 그는 또 이렇게 말했다.

"암은 때리면 때릴수록 흉포해진다. 이것은 생명체가 지닌 기본 성질이다. 생명체는 반드시 살아남으려고 한다."

항암제로 공격당한 암세포는 더욱 힘을 기르고 흉포함을 늘려 반격한다. 그리고 암 환자는 항암제 때문에 중요한 면역력이 산산이 파괴된다. 이미 승패는 분명하다. 야야마 의사는 이렇게 탄식한다.

"항암제를 투여하지 않으면 자연치유력으로 고칠 방법이 있지만, 항암제 투여로 면역력이 떨어지면 면역요법도 거의 효과가 없다."

항암제는 세포를 철저히 파괴한다. 모근세포, 정자, 생식세포 등. 그중 가장 활발하게 분열하는 것이 혈구세포인데, 항암제는 적혈구와 백혈구를 만드는 혈구세포를 집중적으로 공격한다. 그 결과 불임이나 선천성 기형은 물론 악성 빈혈과 혈전을 다발로 발생시켜 다양한 장기 장애를 일으킨다. 또 온갖 세균을 잡아먹는 과립구세포가 전멸하여 체내에 수많은 곰팡이와 세균이 몰려들어도 방어할 수 없게 된다. 항암제 투여로 암 환자들이 폐렴이나 구내염, 신장염 등 합병증에 걸려 죽음에 이르게 되는 것도 이 때문이다.

암은 교통사고로
죽을 확률보다
7천 배나 높다

병원에서 속수무책으로 포기한 말기 암 환자의 눈물겨운 사연이 메일과 전화로 전해진다. 배운 사람이든 못 배운 사람이든 병원에서 포기하면 특효약을 구하려고 허둥대는 심정은 똑같다. 암 특효약은 그 틈을 비집고 환자와 가족들에게 접근한다. 엉터리인 줄 알면서도 유혹을 떨쳐버릴 수 없는 것이 바로 이런 사이비 특효약들이다.

본인이 의사이면서 부인의 암을 고쳐보겠다는 마지막 수단으로 사이비 약제를 사용하거나 중국까지 드나들면서 비방에 매달리는 사람도 있다. 가짜 특효약일수록 공통점이 있다. 턱없이 비싸다는 것이다. 애매한 신뢰성을 가격이 떠받치고 있는 꼴이다.

암은 문명이 발달한 나라일수록 더욱 높은 사망률을 보이며, 여러 선진국과 개발도상국의 가장 큰 사망 원인을 차지한다. 이제 전염병으로 죽어 가던 시대는 지나가고 많은 사람이 암에 걸리지 않을까 하는 공포 속에서 살아야 하는 때가 되었다. 실제로 75세가 되기 전에 세 사람 중의 한 명은 암에 걸려 사망한다.

매년 전 세계에서 1천만 명이 암에 걸리고 700만 명이 암으로 죽는다. 암으로 사망할 가능성은 테러리스트의 공격으로 죽을 확률보다 2억 8천만 배나 높고, 비행기 사고로 죽을 확률보다 100만 배 이상 높으며, 자동차 사고로 죽을 확률보다 7천 배나 높다. 우리나라에서도 매년 50만여 명에 이르는 새로운 암 환자와 그들 가족을 포함한 200만여 명이 무자비한 암의 공격 앞에 고통 받고 있다.

암은 한 개인의 육체를 파괴하는 단순한 살인 세포가 아니다. 암은 집요하고 무차별적으로 다가온다. 한 사람을 여러 번 공격하기도 하며, 한 가족 모두를 제물로 삼기도 한다. 환자의 영혼을 파괴하며 단란했던 가정까지 송두리째 빼앗아 간다. 산더미 같은 빚을 지거나 이혼, 심지어 자살하는 사례들이 암 환자 주위에 흔하게 일어난다. 암은 이제 남 얘기가 아니다.

예지(豫知)와
예방 의학

 전 일본 의사회 회장이었던 다케미 다로 박사는 논문에 이렇게 썼다.

"지금의 의학에는 무엇인가 결함이 있다. 자신이 병을 앓게 된 후에야 비로소 병이 있다는 것을 알게 된다. 즉 병에 걸리기 직전까지는 잘 알지 못하는 데 문제가 있다. 나는 철저한 과학적인 연구로 병을 예지·예방할 수 있다고 확신한다. 21세기 의학은 반드시 이 방향으로 진전해야 한다."

현대의학을 창시한 히포크라테스 이래 2,300여 년간 의사들은 병이라는 결과를 치료하는 데만 열중하고 원인을 제거하여 병을 예방하는 일은 등한히 해왔다. 하지만 앞으로 의학은 병의 원인을 제거하여 병을 예방하고 병 없는 세상이 되도록 노력하지 않으면 안 된다.

세상만사는 원인을 제거하면 결과는 스스로 다스려진다. 결과를 먼저 다스리고 원인을 등한히 하면 만사가 어긋난다. 가령 굴

뚝에서 나오는 연기를 없애기 위해 철판으로 굴뚝을 덮거나 시멘트로 막아버리면 연기가 완전히 없어질까? 온 집 안이 연기투성이가 되어 사태는 더욱 악화될 것이다. 연기를 완전히 없애려면 원인인 불을 꺼야 한다.

음식물은 우리의 육체와 정신을 만든다. 나쁜 음식을 먹으면 육체와 정신에 병이 생기는 것은 자명한 이치다. 즉 거의 모든 병의 주원인은 나쁜 음식물이다. 따라서 병이라는 결과를 치료하려면 우선 주원인 나쁜 음식물을 먹지 말고 그 나쁜 음식물로 생긴 몸속의 독을 없앤 후에 좋은 음식을 먹어야 한다. 이러한 원인을 제거하지 않고 약을 먹거나 수술하는 것은 마치 굴뚝의 연기를 없애기 위해 원인인 불을 끄지 않고 굴뚝 구멍을 철판으로 덮는 것과 마찬가지다.

히포크라테스는 병을 치료하는 기본원칙을 다음과 같은 신의 영감으로 계시했다.

"음식물을 당신의 의사 또는 약으로 삼으라. 음식물로 고치지 못하는 병은 의사도 고치지 못한다."

"병을 고치는 것은 환자 자신이 가진 자연치유력뿐이다. 의사는 그것을 방해해서는 안 된다. 또 병을 고쳤다고 해서 약이나 의사 자신의 덕이라고 자랑해서도 안 된다."

참으로 옳은 말이다. 이 말을 여러 번 읽고 뜻을 깊이 반복하여 생각하고 잠재의식에 각인하기 바란다. 이 말의 뜻만 알아도 80세에 요절하는 일은 없을 것이다.

히포크라테스는 질병의 치료에서도 신에게 드리는 기도나 제물보다 인체의 평형을 유지하려는 '자연적 본성'이 인체 내부에 있음을 인식하였다. 이러한 자연치유력을 환자의 치료 과정에 활용하여 자연의학의 기초를 마련했다.

그의 의술은 무리한 침습 행위를 삼가고 신체의 자연스러운 회복 능력을 존중하는 부드러운 것이었다. 그는 병을 앓고 있는 환자는 물론, 그를 둘러싼 자연환경이나 인문환경과의 상호작용까지 고려하지 않고서는 인간 존재의 참모습을 파악할 수 없다고 생각한 인문학자였다.

히포크라테스적 방법이란 부분의 본성을 알려면 전체의 본성을 알아야 한다는 것이다. 이는 모든 것을 최소한의 단위로 나눠 보는 환원주의를 배격하고, 손톱 밑에 박힌 가시 하나가 대뇌에 폭풍을 몰고 오는, 부분과 전체가 부단히 상호작용을 한다고 보는 유기체적 사고다.

그는 보이는 것을 통해 보이지 않는 인체 내부를 이해하는 과정에서 인간 내부의 생리적인 치유 능력을 직시했다. "병을 고치는 것은 환자 자신이 가진 자연치유력뿐이다"라며 음식, 운동, 목욕, 단식 같은 양생을 우선시하고, 투약이나 수술은 최후의 방법으로 생각했다. '자연(physis)'이라는 단어가 훗날 '의사(physician)'라는 용어의 어원이 되었다는 사실을 상기해볼 필요가 있다.

현대의 의사들은 자기들의 스승인 히포크라테스를 거역하여 음식물로 병을 고치려 하지 않고 약, 주사, 광선, 수술 따위에 의존하고 있어 오늘의 비극이 생겨났다. 그 결과 의학과 약학 분야에서 세계 제일이라고 자랑하는 미국은 그 많은 병원과 약국이 있으면서도 인구의 3분의 2 이상이 현대 문명병을 앓는 환자다.

미국 상원에서는 이러다가는 나라가 병으로 망할 것이라고 판단하고, 노벨 의학상 수상자들을 포함해 전 세계에서 최고 권위를 자랑하는 학자 300여 명에게 의학을 연구하게 했다. 그들이 3년간 주야로 천문학적인 예산을 소비하면서 연구한 결론은 이것뿐이다.

"암을 위시한 현대인의 문명병은 만성적인 산소 부족과 혈액의 산성화 때문이다. 20세기 초(지금으로부터 100년 전) 식사로 되돌아가고 운동하라."

진리는 불변이다. 우리나라는 100년 전으로 되돌아갈 것도 없다. 40년 전으로만 돌아가도 된다.

2,300여 년 전에 히포크라테스가 말한 진리와 현대의학의 최고 권위 학자 300여 명이 말한 진리, 그리고 서식 건강법의 니시 가쓰조, 안현필, 구관모의 주장은 모두 한 치도 다름이 없다.

미국 상원의 지도층 의원인 에드워드 케네디는 이 보고를 듣자 "우리는 바보였다. 정말 눈뜬장님이었다"고 개탄했다. 즉 현대의학과 약학은 거꾸로 일을 해왔다. 즉 원인을 다스리지 않고 결과만 다스려왔다.

병으로 고생하는 환자들은 과거를 돌아보라. 어디 약 먹고 병이 깔끔하게 나은 적이 있는가? 미국 상원 보고서를 아무리 읽어봐도 약을 먹으라는 말은 한마디도 없다. 다만 자연식품을 깎거나 첨가·변질시키지 말고 먹으라는 말뿐이다.

암의 발생 원인은 '만성적인 산소 부족과 혈액의 산성화'라는 중요한 답이 나왔는데, 인체에 만성적인 산소 부족과 혈액의 산성화가 발생하는 원인은 무엇이며 해결책은 또 무엇일까? 놀라지 마라! 그 답은 바로 발효공학의 최상위에 있고, 노벨 생리의학상을 3회나 수상한 천연식초에 있다.

자, 이제 정신을 똑바로 차리고 식초 공부를 제대로 하자. 그러면 암에 걸릴 일도 없고 125세 이전에 요절할 이유도 없다.

대인과의
만남

'삼위일체 건강법'의 창시자 안현필 선생님과 필자의 인연을 언급하는 것이 독자들의 믿음에 도움이 될 것 같아 소개한다. 안현필 선생님은 필자에게 이렇게 권고했다.

"일본은 30년 전부터 자국의 전통식초인 흑초(천연 현미식초)를 먹고 있는데, 우리나라는 빙초산이나 알코올식초를 먹고 있으니 참으로 개탄스러운 일이네. 구 선생이 전통식초를 복원한다면 단절된 한국 식초의 맥을 잇는 위대한 업적을 남기는 걸세."

필자는 대쪽 같은 선비인 스승님의 말씀에 감명받아 홀로 합천 노태산 깊은 골에 들어가 10년간 전쟁 같은 씨름을 치른 끝에 전통식초를 재현하고 건강법도 터득하게 되었다. 그 외롭고 고단했던 세월을 어찌 다 설명할 수 있을까.

1994년 9월 8일, 스승님께서 연재하던 〈한국일보〉 '안현필의 삼위일체 장수법'에 '구관모의 천연식초 제조법'이 전면 보도됨으로써 필자는 일약 천연식초 발명가로, 기업가로 다시 태어났다.

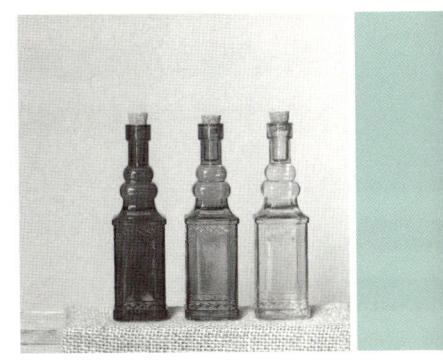

그리고 1998년 6월, 필자가 발간한 《옛날 식초 장수법》에 안현필 선생님께서 애정 어린 추천사를 써주셨다.

만 가지 재능을 가지고도 시골에 묻혀 생을 끝내는 사람이 있는가 하면, 좋은 스승을 만나 기개(氣槪)를 펴는 둔재(鈍才)도 있다. 인생에서 크나큰 도약은 대인을 만나면서 시작된다고 하는데, 필자가 바로 그 복된 사람이다.

오래전 이야기다. 안현필 스승님께서 전라북도 남원 근교의 관촌이라는 곳에 여름휴가를 오셨다는 연락을 받고 찾아뵈었다. 작은방에 선생님과 앉은뱅이책상 하나를 두고 마주 앉았다. 창밖에는 소낙비가 억수같이 퍼붓고 있었다.

선생님께서는 원래 거두절미하고 핵심만 말씀하실 뿐 의례적인 인사나 농담 같은 것은 일절 하지 않으시지만, 그날 처음으로 필자에게 심중에 있는 말씀을 하셨다.

"구 선생, 내가 평생을 연구해서 체득한 삼위일체 장수법을 구 선생은 젊은 나이에 그냥 전수받게 되었으니 이제 천하의 지식인이 되고 부자가 된 것일세. 내가 100세 이전에 죽을 일도 없겠지만, 혹시 그런 일이 일어나면 내 죽음의 원인을 규명해서 삼위일체 장수법을 더욱 발전시키게나."

"그리고 구 선생께 당부할 말이 있다네.

첫째, 성당에 다니시게. 구 선생의 머리가 좋은 줄은 아네. 그러나 더 똑똑한 사람들도 성당에 다녔으니 성당에 다니시게.

둘째, 일본어를 배우시게. 전 세계 최첨단 정보를 가장 빨리 번역하는 나라가 일본이네.

셋째, 반드시 신용을 지켜야 하네. 신용이 생명이네. 평생을 정직하게 살아도 단 한 번의 실수로 끝장나는 것이 식품 사업이네. 구 선생은 씨를 뿌리고 열매는 자식이 따도록 하게."

선생님을 뵙고 돌아온 후 안현필건강연구소 부소장(선생님의 맏사위)에게서 전화가 왔다.

"구 선생님, 장인어른께서 이렇게 말씀하셨습니다. '많은 사람을 사지(死地)에서 구하고 그 많은 수재와 종교지도자를 가르쳤지만, 대구에 구 선생만 한 사람이 없구나!' 하고요."

선생님께서는 그때 만남 이후 6개월도 못 돼서 교통사고로 돌아가셨다. 선생님의 당부가 유언이 되고 말았다. 향년 87세였다.

나는 선생님의 유언을 지키고 싶었지만, 합천 노태산 산골짝에 혼자 10년간 있으면서 눈코 뜰 새 없이 바빠 성당에 나가지 못했고, 일본어는 개인교사까지 두고 배웠으나 실제로 사용하지 않은

탓인지 숙달되지 못했다. 그러나 "반드시 신용을 지키고 열매는 자식이 따도록 하라"는 말씀은 명심하고 지켰다. 나는 선생님께서 보내준 원고지 한 장도 우리 집 가보로 삼고 있다.

좋은 스승을 만나면 10년 해야 할 고생이 100일 안에 끝난다. 천연식초가 어떻게 암의 요인인 인체의 저산소증과 혈액의 산성화를 해소하는지 집중해서 공부하기 바란다.

발효공학의 진수이며 호르몬의 원료이자 살균·해독제인 식초 하나만 깊이 알면 설사, 변비, 비만은 말할 것도 없고 각종 염증, 나아가 정신병, 암도 해결할 수 있는 실마리가 보인다. 한 가지 이치가 만 가지 이치와 통하는 법이다.

암이 발생하는 최초의 방아쇠! 뭐 대단한 것이 아니다. 바로 염증이다. 암이 발생하기 전에 위염, 대장염, 후두염, 신장염, 간염 같은 염증이 발생한다. 이 염증이 빨리 치료되지 않고 장기간 계속되면 곪아서 고름이 생긴 상처 또는 화농균이 혈액으로 들어가 피가 썩는 증상(패혈증)이 생긴다. 암은 이러한 패혈증의 위급한 상황을 조금이라도 연장해보려고 발생하는 것이다. 새벽마다 속이 쓰리고 소화가 안 된다고 습관적으로 위장약을 먹는 사람이 있다. 바람 앞에 있는 등불처럼 위험천만한 사람이다.

이 책을 건성으로 읽지 말기 바란다. 책을 건성으로 읽는 것은 밥을 씹지 않고 먹는 것과 같다. 책을 건성으로만 읽으면 아는 것은 많지만 신념이 없는 허황된 사람이 되고 만다. 자, 이제 책을 꼭꼭 씹어 먹으면서 암과 천연식초의 관계를 알아보자.

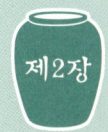

노벨상이 입증하는 천연식초의 효능

1차 노벨 생리의학상
오기자로초산

식초라는 단일 식품이 노벨상을 3회나 수상했다. 식초는 값싼 천덕꾸러기가 아니라 인류 최고의 건강식품이며 발효공학의 진수다.

1945년, 핀란드의 바르타네 박사는 "우리가 먹는 음식물을 소화·흡수하여 에너지를 만드는 것은 식초 속에 함유된 오기자로초산이 주동적인 역할을 한다"는 사실을 발견해서 노벨상을 수상했다.

천연식초는 그 자체로 소화효소이자 유산균의 제왕이어서 장기능을 좋게 한다. 즉 장내의 대장균을 비롯한 유해 세균을 죽여 변비나 치질, 대장암을 예방한다. 또 식욕이 없을 때 음식에 식초를 뿌려 먹으면 식욕이 되살아난다. 신맛은 상상만으로도 입속의 타액샘을 자극하며 위액 분비를 촉진하는 작용을 한다.

위산이 부족하면 음식물에 섞여 들어온 세균이 살균되지 않고 위 점막에 기생하게 된다. 이것이 위염과 위궤양을 거쳐 위암을

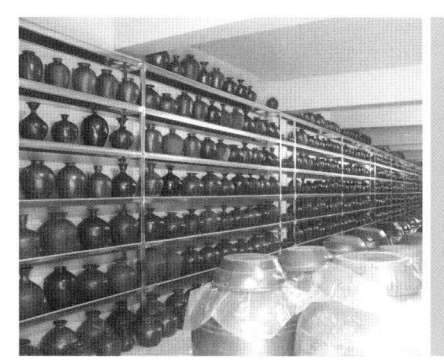

일으키는 원인이 된다. 또 음식물이 빨리 소화되지 않고 위장에 정체하면 위하수가 되고, 위로 올라오면 식도염이 된다.

인간이 별다른 존재인가. 음식을 먹고 영양을 섭취하여 생명을 유지한다. 음식물을 소화·흡수하여 에너지를 만드는 것은 식초 속에 함유된 오기자로초산이다. 바르타네 박사의 학설에 깊은 관심을 기울이기 바란다.

소화효소와 유산균의 제왕 천연식초

현대인은 건강한 먹을거리에 관심이 많다. 올바른 자연식 먹을거리로 건강한 삶을 누리기 위해 많은 노력을 기울인다. 그런 분위기 속에서 소화 기능을 돕고 면역 기능도 강화하는 '효소'가 큰 관심을 얻고 있다.

효소는 대체의학의 한 영역으로 자리 잡고 있을 만큼 건강한 식생활의 필수 요소다. 가공식품의 범람 속에서 유해독소를 제거하여 몸을 정화하고, 과잉된 영양을 조절해 비만을 예방해주는 효소의 중요성이 더욱 커지고 있다.

그렇다면 먼저 효소가 무엇인지 살펴보자. 효소는 영어로는 '엔자임(enzyme)'으로, 살아 있는 동식물이나 미생물의 세포 안에 자연적으로 존재하며 탄수화물, 단백질, 지방을 분해해 소화를 촉진한다.

효소는 '1 식품 1 효소, 1 효소 1 기능'이라는 원칙을 갖고 있다. 즉 한 가지 식품은 한 가지 효소밖에 가지고 있지 않으며, 한 가지 효소는 한 가지 기능밖에 하지 못한다는 말이다. 배추를 소금에만 절인 것보다 여러 가지 양념이 혼합된 김치에 복합효소가 많이 들어 있고, 누룩·현미만으로 빚은 현미식초보다 엿기름·다슬기·오미자·생강·쑥·도라지 등을 넣은 식초가 복합효소로서 효능이 더 좋다는 뜻이다. 일본 식초는 누룩을 빚어 쌀로만 만든 현미식초여서 곡물과 약초, 과일이 한 항아리 안에서 숙성되는 우리나라 식초에 비해 효능이 훨씬 떨어진다.

효소는 말리거나 얼려도 죽지 않지만 열에 약하다. 효소는 30~35도에서 가장 왕성하게 활동하고, 60도에서 기능이 정지되며, 끓이면 사멸되므로 전통 발효식품은 가급적 끓이지 말고 먹어야 한다. 식초를 뜨거운 물에 타서 마시는 바보는 없다.

효소는 두 가지로 나뉜다. 몸속에서 만들어지는 효소와 음식으로 섭취하는 효소다. 몸속에서 만들어지는 효소는 사람을 비롯한 모든 살아 있는 생명체에서 발견된다. 지금 이 순간 우리가 의식하지 못하는 중에도 수천 개의 효소가 우리 몸에서 저절로 만들어지고 있다. 여기에 음식을 섭취하여 보충할 수도 있다.

그런데 왜 따로 효소를 더 섭취해야 할까? 우리 몸은 나이가 들수록 자체 면역력이 떨어진다. 아무리 좋은 음식을 먹고 균형 잡힌 영양소를 섭취한다 해도 몸속에 있는 효소만으로는 소화와 흡수에 곤란을 겪는다. 우리가 병에 걸리는 이유도 몸속에 있는 대사효소가 제 기능을 발휘하지 못하기 때문이다.

수명과 몸의 노화 역시 효소가 결정한다. 효소는 우리 몸에 필요한 근육이나 항체 등을 만들며, 체내 대사 과정의 속도를 원활하게 한다. 우리가 평소 섭취하는 비타민, 호르몬, 미네랄 등도 효소의 도움 없이는 아무런 역할을 할 수 없다. 음식물 속에 들어 있는 효소를 보조적으로 섭취해 도움을 받아야 한다.

효소는 우리 몸의 소화, 신진대사를 원활히 해주고 면역력을 키워주는 '몸속 으뜸 일꾼'이다. 외부에서 들어오는 독성 성분 또는 인체 내부에서 생성되는 독소들이 배출되지 않고 체내에 축적되는 과정에서 발생하는 관절염, 골다공증, 알츠하이머병, 파킨슨병, 근무력증 같은 퇴행성 질환의 해결사이기도 하다.

암이나 뇌졸중, 심장병은 말할 것도 없고, 노인들이 많이 걸리는 신경통, 관절염, 치매도 효소 부족이 원인이다. 우리 몸에는 수천 가지 종류의 효소가 있다. 효소 없이 우리 몸은 제대로 기능할 수 없다.

이처럼 우리 몸에 중요한 역할을 하는 효소는 어떤 음식에 많이 들어 있을까? 가까운 곳에서 찾을 수 있다. 우리나라 전통 발효음식이다. 천연식초, 간장, 된장, 고추장, 김치, 청국장 등에 효소가 풍부하게 들어 있다. 여기서 발효와 효소 사이의 중요한 상관관계를 확인할 수 있다.

발효란 음식물을 오래 묵히거나 삭히는 과정을 뜻한다. 예를 들면 술, 식초, 된장, 청국장, 고추장 등을 만드는 과정이다. 그러한 과정에서 효모가 만들어진다. 효모는 효소의 발효 과정에 영향을 주는 미생물(곰팡이)이다.

효소가 부족하면 몸에 여러 가지 결핍 증상이 나타난다. 그중에서도 우리 몸에 필요한 대표적 효소인 프로테아제, 아밀라아제, 리파아제, 디사카라아제, 셀룰라아제가 부족하면 어떤 증상이 나타나는지 알아보자.

프로테아제가 부족하면 불안감, 수족냉증, 면역 기능 약화, 신장 기능 약화, 칼슘 흡수 부진 등의 증상이 나타난다. 아밀라아제가 부족하면 소화 장애, 입술 염증, 알레르기, 근육통 등의 증상이 생기고, 리파아제가 부족하면 위장 기능 장애, 담석, 고지혈증, 심혈관 질환, 당뇨, 어지럼증 등의 증상이 나타난다. 또 디사카라아제가 부족하면 설사, 변비, 불면증, 우울증 등의 증상이 발생한다. 셀룰라아제가 부족하면 복부팽만감, 세균 감염, 안면 통증 등의 증상이 생길 수 있다. 이처럼 다양한 결핍 증상을 방지하려면 효소가 풍부한 음식을 꾸준히 섭취해야 한다.

효소는 30대부터 고갈된다

사람이 나이를 먹으면 효소은행(enzyme bank)이 점점 고갈되기 시작한다. 대략 30세 이후부터 우리 몸의 자연효소 생성이 줄어들기 시작하는 것이다. 이때부터 재충전이 필요하다. 몸에 효소를 비축해야 한다. 그러지 않으면 우리 몸의 정상적인 신진대사에 지장을 초래하게 된다. 특히 가공식품과 인스턴트식품이 넘쳐나는 현대인들에게 효소 결핍증은 더욱 심각한 문제로 다가오고 있다.

효소가 부족하면 여러 가지 만성 질병이 발생할 확률이 높아진다. 근육통, 관절염, 음식 및 환경 관련 알레르기, 대장암, 전립선암, 피부 질환, 칸디다와 기생충 감염, 소화 또는 흡수 불량, 염증, 만성 통증 등이다. 효소 결핍은 에너지 부족이자 질병의 원인이며 노화를 촉진하는 결과를 가져온다.

효소는 그 기원 또는 기능에 따라 식품효소, 소화효소, 대사효소로 분류할 수 있다. 식품효소는 다양한 날음식에 함유되어 있다. 외부 음식으로 공급받을 수 있고 음식을 삭히는 작용을 한다. 소화효소는 우리 몸의 췌장, 타액, 위장, 장 세포에서 만들어진다. 음식의 소화를 도와 우리 몸의 영양소 이용을 돕는다. 소화효소는 주로 효소 보충식품과 소화제에 함유되어 있어 외부에서 공급받을 수 있다. 대사효소는 외부에서 공급받아 보충할 수 없다. 오직 우리 몸 안에서만 생산할 수 있다.

그렇다면 식품효소와 소화효소는 대사효소와 어떤 관계가 있을까? 대사효소가 원활하게 활동하려면 소화효소의 분해로 만들어진 영양물질인 에너지가 필요하다. 소화효소를 풍부하게 섭취하면 다량의 에너지원을 만들어내어 대사효소의 활동을 촉진한다. 또한 일부 대사효소는 미네랄과 비타민이 없거나 부족하면 제대로 활동하지 않는다.

효소는 우리 몸에서 어떤 역할을 하는지 구체적으로 살펴보자.

첫째, 체내 환경을 정비해준다. 체액을 약알칼리성으로 만들고 이물질을 제거하며 장내 세균의 균형을 유지한다. 또 소화를 촉진하여 병원균에 대한 저항력을 키워준다.

둘째, 항염증 작용을 한다. 백혈구를 운반하고 백혈구의 활동을 도와 병원균을 죽인다. 상처 입은 세포를 재생하는 데 도움을 주며 염증을 가라앉힌다.

셋째, 항균 작용을 한다. 백혈구의 식균 작용을 돕는 동시에 효소 자체도 항균 작용을 하여 병원균을 죽이고 세포의 생성을 촉진한다. 또 병을 근본적으로 치료한다.

넷째, 분해 작용을 한다. 병이 생긴 장소의 혈관 안에 생긴 고름이나 독소를 분해하고 배설하여 우리 몸을 정상적인 상태로 돌려놓는다.

다섯째, 혈액 정화 작용을 한다. 혈액 속 노폐물을 밖으로 내보내고 염증 등의 독성을 분해해 배출한다. 산성화된 체액의 혈중 콜레스테롤을 분해해 약알칼리성으로 유지하는 활동 또는 혈액의 흐름을 원활하게 해주는 역할을 한다.

여섯째, 세포를 부활시킨다. 세포의 신진대사를 도와 기본적인 체력을 유지하게 하고 상처받은 세포의 생성을 도와준다. 효소가 모든 세포의 촉매 작용을 할 때는 하나하나가 분산적으로 이뤄지는 것이 아니라 전체 효소가 일제히 작용한다.

우리 몸을 건강하게 하는 방법은 다음과 같다.

첫째, 효소를 소모하는 과음, 과식, 과로하지 않는다.

둘째, 약이나 주사를 절제하고 가공식품을 섭취하지 않는다.

셋째, 효소가 풍부한 발효음식 섭취로 체내 효소를 끊임없이 보충한다.

건강 비결은 바로 장 관리

음식을 섭취하면 위와 장에서 2천 분의 1밀리리터 크기의 영양소로 잘게 분해된 후 세포로 전달되어 다시 분해되면서 에너지가 만들어진다. 결국, 음식이 에너지로 바뀌기 시작하는 곳은 장이라는 사실을 기억하자.

사람이 나이 들어 기운이 떨어지는 것은 장에 문제가 있기 때문이다. 따라서 장을 복구하지 않는 한 천하의 보약을 먹어도 듣지 않는다. 건강 비결은 바로 장 관리다!

그렇다면 왜 에너지가 잘 만들어지지 않을까? 에너지가 만들어지려면 우선 위와 장에서 음식물이 분해되어야 한다. 그 영양소가 다시 세포에서 분해될 때 에너지가 만들어진다. 그 일을 해내는 일꾼이 바로 효소다. 나이가 들면 효소가 확연히 줄어든다.

음식은 효소가 없으면 절대 소화되지 않는다. 그런데 효소는 몸에서 무한정 만들어지지 않는다. 평생 쓸 수 있는 효소의 양은 태어날 때부터 정해져 있다. 우리는 수십 년을 살면서 음식을 소화하고 술이나 담배, 약물 등을 해독하느라 효소를 너무 많이 소모한다. 그래서 효소가 충분치 않아 소화가 더디고 에너지가 잘 만들어지지 않는 것이다.

그러나 천만다행으로 음식을 소화하는 효소를 몸 밖에서도 공급할 수 있다. 간단하다. 효소가 풍부한 음식을 먹으면 된다. 효소의 보물창고가 바로 '발효식'이다. 곡물이나 식물을 발효하면 효소의 양이 수천 배로 늘어난다. 세상의 모든 발효식에 주목해야 하는 이유가 여기에 있다.

발효식은 유익균의 보고

우리 몸속에 있는 소장과 대장은 전쟁터와 같다. 그곳에서는 '균들의 전쟁'이 벌어진다. 장 속에는 300여 종의 세균이 살고 있다. '장내 세균'이다. 장내 세균의 총 무게는 무려 1~1.5킬로그램이나 된다. 장내 세균은 아군과 적군 그리고 중립군으로 나뉘며, 누가 우세하느냐에 따라 몸의 판도가 달라진다.

몸에 좋은 발효식을 멀리하고, 주로 익혀서 효소를 죽인 음식이나 고기, 불량식품만 먹으면 적군(유해균)이 늘어난다. 그러면 50퍼센트의 중립군(중간균)도 적군 쪽으로 합세해 순식간에 장의 질서가 교란된다. 이렇게 되면 장은 '부패의 소굴'이 된다. 미처 소화되지 않은 음식에는 유해균이 들러붙어 부패를 일으킨다. 유해균은 특히 소화가 덜 된 고기, 우유 등을 심각하게 부패시킨다.

장에서 부패가 일어나면 황화수소, 아민 같은 독소가 생긴다. 그 독소들은 간으로 들어가고, 간은 500여 종의 효소를 동원하여 그것들을 해독한다. 우리 몸의 효소가 마구 소모되는 것이다.

간에서도 충분히 해독되지 않은 독소들은 혈액을 타고 돌아다니면서 몸 전체를 오염시킨다. 혈전이 쌓여 동맥경화, 중풍 등 치명적인 질병으로 이어지고 뇌 기능을 망가뜨린다. 유해균이 늘어나면서 장은 '악마의 작업실'로 변하는 것이다.

반면 아군(유익균)의 공급이 많아지면 50퍼센트의 중립균(중간균)이 아군 쪽으로 합류해 장의 질서가 바로잡힌다. 그러면 유익균이 장 속에서 발효되어 3천여 종의 효소를 만들어낸다. 그렇게 만들어진 효소는 음식을 소화하여 피를 만들고 에너지로 바꾼다. 인체의 면역을 활성화하며 각종 독소를 해독하는 등 사람을 살리는 일을 한다.

유익균이 풍부하게 공급되면 장은 '천사의 작업실'이 된다. 변비나 소화불량이 사라지고 피로감이 줄어들며 병이 생기지 않는다. 장을 천사의 작업실로 만드는 가장 손쉽고 효과적인 방법은 발효식을 먹는 것이다. 발효식에는 유익균이 와글거린다.

효소 부족은 만병의 원인

한 그릇의 쌀이 있다고 치자. 그걸 가만히 놔두면 그냥 쌀인 채로 있을 뿐 아무런 변화가 없다. 믹서로 갈아도 가루로만 바뀔 뿐 쌀은 그대로 있다. 그 쌀을 사람이 먹으면 어떻게 될까? 본래의 쌀은 사라진다.

겨우 몇 시간 안에 쌀은 눈에 보이지 않는 크기(2천 분의 1밀리미터)의 영양소로 잘게 쪼개진다. 영양소(탄수화물)는 다시 분해되면서 에너지로 바뀐다. 그리고 몸에 흡수되지 않은 찌꺼기는 대장에 머물렀다가 변으로 빠져나간다. 무엇이 쌀을 소화해 영양소나 에너지로 만드는 걸까? 바로 효소라는 물질이다.

크기가 수천만 분의 1밀리미터여서 일반 현미경으로는 보이지도 않는 효소가 우리 몸에 살면서 음식을 소화한다. 만약 효소가 없으면 음식은 절대 소화되지 않는다. 평소에 소화가 잘되지 않는 사람은 몸에 효소가 부족하기 때문이다.

밥을 먹고 나면 몸이 나른하고 무기력한 증상이 있는가? 역시 효소가 부족하다는 증거다. 먹은 음식을 소화하려면 반드시 '소화효소'가 필요한데, 몸에 소화효소가 충분하지 않기 때문에 다른 일을 하는 효소를 끌어다가 음식을 소화하는 데 쓴다. 가령 근육에서 에너지 활동을 하는 효소가 갑자기 음식물을 소화하는 일에 동원되니 기운이 빠지고 졸릴 수밖에 없다.

젊었을 때는 음식을 양껏 먹어도 소화가 잘되는데 나이가 들면 버거워진다. 효소가 부족해지기 때문이다. 어린아이와 노인의 소화효소 보유량을 비교하면 약 100배 정도나 차이가 난다. 효소는 음식을 소화하는 일만 하는 게 아니다. 혈액순환과 에너지 생산에도 필요하다. 새로운 세포를 만들거나 출혈을 멈추게 하는 혈소판을 만드는 데도 효소가 없으면 안 된다.

몸의 에너지를 만드는 것, 면역 작용을 활성화하는 것, 항균 작용 등은 모두 효소가 하는 역할이다. 인간의 모든 내장 활동, 근육 활동, 두뇌 활동은 효소가 사라지는 순간 정지해버린다. 그런데 천만다행인 것은 그런 중요한 효소를 몸 밖에서 공급해줄 수 있다는 사실이다. 효소가 풍부한 음식을 대량으로 섭취하면 된다.

그런데 음식을 열로 조리하면 그 순간 효소는 모두 파괴된다. 효소는 열에 절대적으로 약해 대략 60도가 넘으면 파괴된다. 효소가 가장 활발하게 움직이는 온도는 36.5도 정도다. 사람의 체온인 36.5도에 맞춰진 것은 그 온도에서 효소가 가장 활발하게 움직여 인체가 정상적으로 작동하기 때문이다.

우리가 먹는 음식 중에서 효소가 가장 풍부한 것은 무엇일까? 바로 '발효식'이다. 우리네 할아버지의 할아버지, 할머니의 할머니, 아버지, 어머니들이 눈에 넣어도 아프지 않을 자식들에게 발효식품을 물려준 이유다.

식물이나 곡물을 발효시키면 효소가 수천, 수만 배로 늘어난다. 가령 콩을 발효시키면 효소 덩어리가 된다. 그래서 된장, 청국장은 과식해도 쉽게 소화가 된다. 생명의 원천인 효소를 절약하고 저축하는 길은 효소가 풍부한 발효식을 먹고 가공식을 멀리하는 것이다.

발효의 마법

고기를 가만히 놔두면 반드시 부패한다. 사람이 먹어도 몸 안에서 부패가 일어난다. 동물성 단백질은 구조가 복잡해서 여간해서는 완전히 분해되지 않고 충분히 소화되지 않은 채로 장 속에 머문다.

그때 장에서 유해균을 만나면 썩기 시작한다. 방귀에서 독한 냄새가 나는 것은 장에서 부패가 진행되고 있기 때문이다. 고기를 먹고 충분히 소화되지 않은 상태에서 나오는 방귀는 냄새가 더 독하다.

동물성 단백질이 장에서 부패하면 황화수소, 아민 등 맹독성 가스가 생긴다. 사람 죽이는 이 독소는 간으로 들어간다. 간은 부랴부랴 500여 종의 효소를 동원해서 그것을 해독한다. 이때 막대한 양의 효소가 소모된다.

간에서 일하는 해독효소의 능력에도 한계가 있다. 미처 해독되지 못한 독소는 혈액을 타고 돌아다닌다. 거기서 비극이 시작된다. 이런 일이 오랜 시간 계속 반복되면 결국 콜레스테롤이 증가하고 혈전이 생겨 심장병, 뇌졸중 등의 치명상을 입고 비참한 최후를 맞이하게 된다. 이것이 사람 죽이는 부패의 실상이다.

이렇게 망가지는 우리 몸을 살리는 게 바로 발효식이다. 발효란 무엇일까? '균(미생물)의 마술'이다. 식물이나 동물 등의 유기물이 균에 의해 분해되는 것을 '발효'라고 한다. 식물이나 동물 속에 들어 있는 포도당, 단백질, 탄수화물 등은 미생물에 의해 분해된다. 잘게 쪼개진다는 이야기다. 그 잘게 쪼개지는 과정에서 놀라운 일이 벌어진다. 그것이 곧 발효의 마법이다.

발효의 클라이맥스는 유익균에 의해 일어나는데, 유익균은 발효 과정에서 무한대로 증식한다. 천연식초 한 숟가락에 함유된 유익균은 밀이나 현미 한 가마니에 들어 있는 양과 같다. 이처럼 엄청나게 늘어난 유익균은 사람 몸 안에 들어가 3천여 종의 효소를 만들어낸다.

유익균에 의해 만들어진 효소는 몸 안의 독소를 제거하고 면역작용을 활발하게 하며 소화를 촉진한다. 따라서 발효식을 먹으면 그 자체만 소화되는 것이 아니라 대량으로 늘어난 유익균과 효소 덕분에 함께 먹은 다른 음식까지 소화가 잘된다. 평소 식사와 함께 발효식을 먹어야 하는 이유다.

어떤 것을 발효시키면 본래 그 속에 있던 독성 물질이 제거된다. 예를 들어 엄나무, 오가피, 헛개나무, 느릅나무 등과 같이 음식이 되지 못하고 약만 되는 것을 그냥 달여 먹으면 독성이 있을 수 있다.

그러나 약초나 한약재를 발효시키면 그 과정에서 독성이나 잔류 중금속이 제거된다. 심지어 독극물의 하나인 복어 알도 3년 이상 발효시키면 독성이 제거되어 먹을 수 있다고 한다. 발효의 마법에 주목하라!

발효효소의 제왕은 누룩과 현미로 만든 천연식초다. 3회의 노벨상이 그 효능을 입증한다. 천연식초가 무슨 효과가 있겠느냐는 우매한 인식을 뿌리째 뽑아 던져야 한다. 그래야 120세 이상 장수할 수 있다. 메주로 만든 된장, 청국장, 김치, 식혜도 당연히 발효효소 음식이다. 다만 천연식초보다는 살균·해독 능력이 떨어진다. 효소의 효과가 약하다는 뜻이다.

전통 발효식품이 답이다

효소가 풍부한 음식을 만들기 위해서는 무엇보다 재료가 자연 그대로여야 한다. 효소는 방부제, 방향제, 착색제, 농약 등에 무척 민감하다. 그런 관점에서 보면 요즘 도시에서 유행하는 텃밭 가꾸기는 참으로 바람직하다.

자연적인 식재료가 효소 활성이 높은 것은 당연하다. 생선회도 자연산이 항생제나 중금속 등에 노출된 양식보다 효소 활성도가 높고 맛도 좋다. 같은 식물이라도 잎이나 뿌리보다는 열매에 효소가 많으니 참고하자.

조리법에 따라서도 효소 활성이 달라진다. 소금, 강한 향신료, 합성조미료는 효소 활성을 방해하지만, 천연식초로 양념을 하면 효소가 배로 늘어난다. 채소를 소금에 절이면 비타민이 파괴되지만, 식초에 절이면 활성화된다. 아니, 식초 그 자체가 비타민 C의 역할을 한다. 식초는 신비한 물질이다. 식초로 3회나 노벨상을 받고 식초를 '기적의 물'이라고 하는 것도 이런 이유가 아닐까. 그러나 효소는 열에 약하므로 전자레인지에 데워 먹는 조리제품이나 인스턴트식품, 통조림식품에는 효소가 거의 없다.

검은콩을 예로 들어 효소 활성을 높이는 조리법에 대해 살펴보자. 검은콩에는 트립신과 키모트립신이라는 효소가 많이 들어 있다. 둘 다 췌장의 기능을 활성화하여 인슐린 분비를 촉진하고 당뇨 질환을 개선한다.

우리는 검은콩을 주로 밥에 넣거나 고소하게 볶아서 간식으로 먹는다. 하지만 이는 효소를 제대로 섭취할 수 없는 방법이다. 가열로 효소 활성이 거의 '제로'에 가까워지기 때문이다. 검은콩에 들어 있는 효소를 제대로 섭취하려면 식초에 절여 초콩을 만들어 먹는 것이 좋다. 이때 식초는 반드시 독성이 없고 효소, 비타민, 미네랄이 풍부한 천연식초를 사용해야 한다.

이번에는 효소가 풍부한 전통식품의 종류를 알아보자.

효소의 제왕은 단연 천연식초다. 천연식초는 재료와 발효 과정이 자연적이어야 한다. 온도를 조작하거나 외부에서 알코올이나 초산균을 투입하지 않고 자체에서 생성된 알코올과 초산균이 1년 이상 자연 발효된 식초! 그것은 바로 노벨상이 입증한 오기자로초산이다.

그 외에도 효소가 많은 식품으로는 발효 간장, 된장, 김치, 식혜, 청국장, 고추장, 젓갈 등이 있다. 이런 식품은 모두 끓이지 않고 날로 먹어야 효소 섭취 효과가 높다.

  살펴보면 일상에서 손쉽게 효소를 섭취하는 방법이 여러 가지 있다.

  첫째, 동치미나 총각김치를 활용한다. 무에는 탄수화물 분해효소인 아밀라아제와 몸속 유해 성분을 분해하는 카탈라아제는 물론 각종 항산화효소가 풍부하게 들어 있다. 생선회를 먹을 때 무김치를 곁들여 먹으면 생선의 산도가 중화되고 효소 활성도 높아진다. 동치미는 밥이나 떡 같은 탄수화물 성분으로 된 음식을 먹고 체했을 때 효과가 있다. 예부터 떡을 먹을 때 김칫국물을 곁들이거나 떡국에 동치미를 함께 내온 것을 보면 선조의 지혜가 놀랍다.

  둘째, 고기를 양념할 때는 생과일즙을 활용한다. 생과일에는 단백질 분해효소인 프로테아제가 있어 고기를 연하게 한다. 쇠고기를 재울 때는 배즙을 쓰는 것이 좋다. 돼지고기, 닭고기에는 사과즙이 어울린다.

  셋째, 제철 채소와 과일을 사용해 효소가 풍부한 발효즙을 만들어 그대로 마신다. 요즘은 건강에 관심이 많아 가정에서 직접 발효즙을 만들어 먹고 있다.

  제철 채소와 과일을 잘게 썰어 벌꿀에 재워두면 맑은 즙이 나온다. 이 즙을 걸러 냉장고에 넣어두었다가 물에 희석해 먹거나 생리 활성효소가 풍부한 식혜, 생과일주스 등에 섞어 먹으면 소화와 피부 미용에 효과를 볼 수 있다. 과일에는 당분이 많아 몸에 좋지 않다며 꺼리는 사람들이 있지만 오해다. 과일에 함유된 당분은 우리 몸의 활동에 최상의 에너지를 제공한다.

특히 과일 속 과당은 인슐린을 분비하지 않으므로 과일을 많이 먹어도 당뇨병에 걸릴 위험이 없다. 생과일이 좋은 이유를 좀 더 들면, 과일에 함유된 수분은 우리 몸에 좋은 육각수로 이뤄져 있어 체액을 깨끗하게 만든다. 식이섬유도 풍부해 대장 내벽의 찌꺼기를 잘 배출한다. 또 식물의 방어물질인 피토케미컬이 풍부해 항산화 작용을 한다. 저칼로리여서 과식해도 살이 찌지 않는다.

요즘 건강에 대한 관심이 부쩍 늘면서 각종 산야초와 과일에 설탕을 첨가해 숙성한 효소 발효액을 많이 만들어 마시고 있다. 그런데 이러한 발효액에는 효소가 많지 않다. 숙성 과정에서 약간의 효소가 만들어지지만, 정작 숙성 과정이 끝나면 효소가 거의 소멸하기 때문이다.

그러나 설탕이 아닌 벌꿀에 산야초나 과일을 절이면 벌꿀의 천연 자당에 함유된 효소가 살아 있어 설탕보다 효능이 증가하므로 가정에서 효소 발효액을 만들 때는 설탕보다 벌꿀을 사용하는 것이 좋다.

아침마다 노벨상이 효능을 입증한 천연식초를 마시며 우리 몸 속 찌꺼기와 독소를 배출해보자. 건강하고 활기찬 하루를 시작하는 첫 단추를 끼우는 것이다. 풍부한 효소 섭취는 건강뿐만 아니라 미용에도 좋다. 신진대사를 원활하게 하여 건강한 피부를 만들어준다. 체지방도 서서히 분해해 균형 있는 몸매를 만들어준다.

먹는 것이 곧 생명이다

암을 포함한 모든 생활습관 병은 소화불량, 위염에서 비롯된다. 백혈병도 필연적으로 소화불량, 빈혈, 만성피로 과정을 거친다. 새벽에 쓰린 속을 달래려고 제산제를 먹고 있는 사람은 그야말로 자살행위를 하는 것이나 마찬가지다.

만병의 원인인 위장병은 매일 먹는 음식물과 직접적으로 관계가 있으므로 음식물에 관한 공부부터 하기로 하자. 사실 음식은 위장병뿐만 아니라 인간의 모든 것을 결정한다.

강의 흐름은 변하지 않는다. 항상 같은 모양으로 흐른다. 그러나 강물 속 환경은 시시각각 끊임없이 변하고 있다. 우리 몸도 마찬가지다. 어제의 얼굴과 오늘의 얼굴은 대부분 똑같아 보이지만, 사실 따지고 보면 엄연히 다르다. 체세포 일부가 조금씩 새로운 세포로 바뀌어 가고 있기 때문이다. 새로운 세포의 원료는 바로 음식이다. 우리 몸은 일관된 음식물의 흐름이 유지되고 있다. 한 달에 약 50킬로그램, 1년에 600킬로그램이나 되는 음식물을 섭취하고 다시 배설한다.

우리 몸은 '음식물의 강'이라고 할 수 있다. 음식물의 질에 따라 체질이 변하는 것은 당연하다. 체내 장기 기관에 따라 다르지만, 예를 들어 간세포의 절반은 8일 만에 새로운 세포로 교체된다. 15일이 지나면 그전과는 전혀 다른 새 간장이 되는 것이다. 머리카락이나 손톱은 약 6개월이면 새로워진다.

음식물에 따라 혈액의 질이 변하면 당연히 체세포의 질도 변한다. 자연스럽고 건강하고 올바른 음식물에 의해서만 체질이 개선된다는 것은 다른 의견이 있을 수 없다. 이와 같은 변화가 있기에 병이 회복되는 현상을 볼 수 있다.

음식물은 인체에 이렇게 중요한 작용을 하지만, 현대의학이나 영양학에서는 음식물을 기관차의 연료로밖에 취급하지 않고 있으니 크나큰 문제다.

최근 생명기원론에서는 "생명은 물질 발전의 결과"라고 말하고 있다. 즉 무기물에서 유기물로, 유기물에서 단백질로, 그리고 그 단백질에서 생명으로까지 발전해온 것이라고 주장한다. 그렇게 되기까지 수십억 년이라는 장구한 시간이 걸렸다. 덕분에 우리 장 속에서는 이런 물질로부터 생명으로 진행되는 과정이 아주 완벽하게 수행되고 있다.

그리고 소화 기관이나 조혈 기관에서 만들어진 혈액이 체내를 순환하여 체세포의 생활 조건을 지배하고 모든 조직세포, 즉 근육, 간장, 신장, 뇌세포 등에 결정적인 영향을 미친다. 즉 먹는 것이 피가 되어 육체를 지배하게 된다는 것이다. 따라서 '식(食)'이라는 것은 생리적으로 아무리 과대평가해도 지나치지 않다. 음식물에 의해 변하는 것은 체질만이 아니다. 성격도, 취미도, 사상도 먹는 것에 따라 변한다. 이것은 누구나 식생활을 바꾸어보면 크건 작건 체험할 수 있다.

일본 도쿠가와(德川) 시대의 대역학자였던 미즈노 난보쿠 옹은 사람의 길흉화복(吉凶禍福)의 근원은 먹는 것과 관계가 있다는 것을 간파하여 먹는 것의 내용을 가미한 독특한 관상법을 창안했다. 그 덕분에 미즈노 옹의 감정은 백발백중이었다고 한다.

또 풀리아 사바란이라는 사람은 "당신이 어떤 것을 먹고 있는지 말해보시오. 그러면 당신이 어떤 사람인지 알아맞힐 수 있습니다"라고 말했다. 일반적으로 독재주의자나 투쟁적인 사람은 동물성 단백질 식품이나 알코올음료를 좋아하고, 평화주의자나 온화한 사람은 곡물이나 채소 등의 식물성 식품을 좋아한다. 그 전형적인 예를 동양인에서 찾아보면 전자는 칭기즈칸이고 후자는 간디다.

칭기즈칸은 양고기를 실컷 먹고 술을 많이 마시면서 세계 정복의 야망을 품고 행동으로 옮겼다. 반면, 간디는 완벽한 채식주의자였는데, 평생 세계의 항구적인 평화에 힘썼다. 이런 경향은 우리 주변에서도 얼마든지 찾아볼 수 있다.

육식을 좋아하는 사람은 대부분 성격이 거칠며 투박하고, 건강해 보이지만 병에 걸리기 쉬우며, 병에 걸리면 급속도로 악화되어 사망하는 예가 많다.

한편, 채식을 좋아하는 사람은 성격이 온후하고 인내력이 강하며, 목표를 향해 묵묵히 일하는 대기만성형이 많다.

"먹는 것이 사람 됨됨이를 결정하는 요소가 된다. 먹는 것이 곧 생명이다"라는 말이 그냥 나온 것은 아니다. 어찌 되었건 생명 활동이 엄연한 법칙 위에서 행해지는 이상 세포 자체의 구성 요소가 되고, 그 활동의 원동력이 되는 음식물 섭취 방법에도 일정한 법칙이 있기 마련이다. 단순히 "고기와 우유를 많이 먹어라" 하는 식의 타당성 없는 말은 결코 인정할 수 없다.

빈혈, 산소 부족 유발

인체의 본능 중에서 가장 강렬한 것은 식욕이다. 소화가 안 되고 위염이 있다는 것은 인체의 생리 기능이 왕성하지 못함을 뜻한다. 그런 상태에서는 음식물을 소화하여 에너지를 만들지 못하므로 만사에 기운이 없을 뿐만 아니라 철분을 소화하지 못해 빈혈이 생긴다.

젊은 여성의 빈혈이 점점 증가하고 있다. 빈혈은 피가 부족한 상태, 즉 적혈구가 부족해 인체가 저산소 상태에 빠지는 것을 말한다. 적혈구의 지름은 6~9마이크로로 미세한 원반형이며, 적혈구 속 세포질은 헤모글로빈(혈색소)으로 채워져 있다. 헤모글로빈은 산소를 운반하는 수송 차량 역할을 한다.

우리의 체세포는 산소가 모자라면 만족스럽게 활동할 수 없기 때문에 헤모글로빈이 전신의 세포에 산소를 고루 공급한다. 그리고 그 대신에 탄산가스를 폐로 운반하여 밖으로 배출한다. 빈혈이 되면 헤모글로빈이 부족하여 산소를 충분히 보낼 수 없고, 노폐물이 쌓여 영양 공급은 불완전하게 되며, 몸이 점차 쇠약해진다.

앞장에서 암은 만성적인 산소 부족 상태에서 발병한다고 설명했다. 소화불량, 위염, 빈혈, 저체온, 저산소증은 암의 발단이다. 증상으로는 추위나 더위를 남보다 더 타고, 두통, 짜증, 견비통, 동계(動悸: 가슴 두근거림), 권태감에 시달리거나 늘 위장이 개운하지 않다.

물론, 이것만으로 끝나지 않는다. 빈혈이 있는 사람 중에 월경불순이나 월경곤란을 호소하는 이가 많다. 피가 묽어져 난소나 자궁의 발육이 부진해진 결과 난소호르몬이나 황체호르몬의 분비량이 균형을 이루지 못하는 동시에 부신피질에서 분비하는 성호르몬도 이상이 생기기 때문이다.

이런 상태에서는 정상적인 수태도 잘되지 않는다. 설령 임신이 되었다 해도 태반에 보내는 혈액이 묽어 태아가 제대로 발육할 수 없다. 이런 이유로 빈혈증은 불임이나 유산, 조산을 초래하기 쉽다.

묽은 피를 완전히 회전시켜 온몸에 산소를 보내야 하므로 심장이 느끼는 부담은 더욱 커진다. 빈혈이 생겼을 때 심장이 두근거리는 것은 이 때문이다. 이것을 그대로 놓아두면 나중에는 심장장애가 된다.

빈혈의 가장 큰 원인은 5백 식품(흰 쌀, 흰 밀가루, 흰 소금, 흰 설탕, 흰 조미료)을 자주 먹는 데 있다. 육식을 지나치게 많이 섭취하는 것과도 관계가 크다. 옛날에는 영양 부족으로 빈혈이 일어났지만, 지금은 같은 빈혈이라 해도 완전히 성질이 다르다. 현재는 영양 과잉으로 단백질은 넘치지만, 적혈구를 만드는 데 촉매 역할을 하는 효소가 부족하여 빈혈이 생긴다.

특히 젊은 여성들에게 빈혈이 많은 것은 일반적으로 생각하는 것처럼 절식하거나 아침밥을 거르기 때문이 아니다. 효소, 미네랄, 엽록소 성분이 부족한데다가 위장에 큰 부담을 주는 고기나 백설탕을 많이 먹기 때문이다.

이런 식생활을 계속하면 변비에 걸리기 쉽고 조직에 노폐물로 가득한 혈액이 정체한다. 이것은 혈액의 정상적인 활동을 방해하고 빈혈증을 한층 악화하는 조건이 된다. 효소와 미네랄이 부족한 현대인의 식사는 위산은 물론 침, 눈물, 콧물, 땀, 정액, 질 분비물, 호르몬을 부족하게 한다.

식초는 그 자체로 소화효소이며, 위산의 역할을 대신하여 위장의 저산화 상태를 막아주고 철분, 칼슘, 아연 등의 미네랄을 소화해 적혈구를 만든다. 약국에서 파는 철분제만으로 빈혈을 고치지 못하는 이유를 깊이 생각해보기 바란다.

혈액의 산성화는 칼슘 부족이 원인

앞서 미국 상원 보고서에서는 "암을 위시한 현대인의 문명병은 만성적인 산소 부족과 혈액의 산성화 때문이다. 100년 전의 식사로 되돌아가고 운동하라"고 했는데, 만성적인 산소 부족은 산소의 이용률을 높이는 구연산 성분과 유산소 운동에서 충분히 설명하기로 하고 여기서는 혈액의 산성화에 대해 알아보자.

혈액이 산성인지, 알칼리성인지는 혈액 속에 함유된 칼슘의 양으로 결정한다. 혈액이 pH(수소 이온 농도) 7.0~7.5의 정상적인 약알칼리성 상태일 때는 인체의 모든 기능이 정상으로 돌아가지만, pH 7.0 이하의 산성일 때는 인체의 모든 기능이 떨어지고 죽음 직전의 환자에게는 극명한 산혈증(酸血症, 아시도시스)이 나타난다.

그렇다면 혈액은 왜 산성화될까? 산성식품이나 공해식품의 과다 섭취, 스트레스, 운동 부족, 대기오염, 약물 과잉 등이 원인이다. 즉 위산 부족으로 칼슘과 철분을 소화하지 못해 혈액이 산성화되고, 칼슘이 공해식품 섭취에 따른 산 중화(中和)용으로 배설되기 때문이다. 술, 담배, 식품첨가제, 탄산음료 등은 가뜩이나 부족한 칼슘을 체외로 배설시킨다.

우리의 혈액에는 100밀리리터당 칼슘이 약 10밀리그램 있어야 한다. 함유량이 30퍼센트 이하가 되면 치아와 뼈가 물러지고, 혈관이 경직되어 동맥경화가 일어난다. 더불어 정신 상태까지 불안정해지며, 나아가서는 뇌졸중, 치매, 각종 암을 유발한다.

칼슘은 흡수량이 많을 때는 계속 인체 밖으로 배출되므로 문제가 없지만, 부족할 때는 엄청난 부작용이 따른다. 혈액 중에 칼슘 농도가 옅어지면 부갑상샘에서 분비되는 PHT(파라토르몬)가 뼈를 녹여 칼슘을 혈액 속에 포함되게 한다. 이렇게 되면 뼈가 약해지는 것은 당연하다. 뼈가 수숫대처럼 푸석푸석해지면서 잘 부러지고 관절염, 골다공증이 발생한다.

더 큰 문제는 뼈에서 녹아 나온 칼슘이 유익하게 쓰이지 않는다는 것이다. 혈액 중의 농도만 맞추었을 뿐 뼈에서 녹아 나온 칼슘은 동맥벽에 침착하여 동맥벽을 상하게 한다. 그 상한 자리에 콜레스테롤이 필요 이상으로 들어가 동맥경화증을 일으킨다. 이것을 '중막 석회화(石灰化)' 현상이라고 하는데 동맥경화, 심장병, 뇌졸중을 유발하는 가장 큰 원인이다.

흔히 칼슘을 과잉 섭취하면 동맥경화나 신장결석 등이 생긴다고 하는데, 완전히 잘못 알고 있는 말이다. 칼슘은 전부 그대로 흡수되지 않고, 일단 위 속에서 필요한 만큼 이온화된 것만 흡수되고 남는 것은 배설되므로 과잉 섭취로 부작용이 전혀 없다. 오히려 칼슘은 흡수되기 어려운 성가신 영양소여서 부족을 걱정해야 한다.

음식으로 섭취한 칼슘은 유익하게 쓰이고 남는 것은 배출되는데 반해 칼슘 섭취가 부족하여 뼈에서 녹아 나온 칼슘은 해로운 작용을 한다는 사실을 명심하기 바란다.

칼슘이 많이 함유된 식품은 무엇인지 물어보면 주부들은 이구동성으로 "밀크칼슘, 사골칼슘"이라고 대답한다. 그러나 우유와 사골탕은 장수식이 아니다. 사골탕은 오히려 건강을 말아먹는다. 가장 질 좋고 흡수가 잘되는 칼슘은 식초에 녹아 있는 초산칼슘이다. 멸치, 미역, 새우, 해삼 등의 해산물과 유정란, 참깨 등에 들어 있는 칼슘도 우수하다.

천연식초의 초산은 칼슘을 용해하여 흡수를 돕는 촉매제다. 칼슘이 많이 함유된 식품을 먹는다고 해서 칼슘이 흡수되는 것이 아니고, 천연식초와 함께 먹어야 칼슘 흡수가 잘된다.

우유를 마시면 설사하는 것을 '유당불내증(乳糖不耐症)'이라고 하는데, 우리나라나 일본처럼 전통적으로 농사를 짓고 살아온 농경민족은 대부분 유당 분해효소를 갖고 있지 않다. 이것이 칼슘을 많이 함유하고 있다는 우유가 한국인에게 도움되지 못하는 이유다.

우유에 다슬기식초를 혼합하여 10분간 저어주면 유산균이 발효하여 천연 요구르트가 된다. 곰탕에 다슬기식초를 한 숟가락 타면 굳어가는 기름이 확 풀린다. 이것이 우유와 곰탕을 해독하여 먹는 방법이다.

우유에 식초를 타서 천연 요구르트를 만드는 것은 간단하지만, 그러려면 주부가 자연식의 최고 수준인 천연식초를 알아야 한다. 그런 엄마와 아내를 둔 집은 3대가 무병장수한다.

칼슘이 부족하면 혈액이 산성화되어 관절염과 골다공증이 생기고, 철분이 결핍되면 빈혈과 저산소증이 일어난다. 그래서 현대 영양학에서는 골다공증에는 칼슘제를, 빈혈에는 증혈제를 먹으라고 한다. 그러나 이것이야말로 나무는 보고 숲은 보지 못하는 처신이다. 절대 칼슘제로 골다공증을 고치지 못하고, 증혈제로 빈혈을 고치지 못한다. 약물 복용으로 위장장애나 일어나지 않으면 다행이다.

문제는 위산 부족이다. 위산이 부족해서 칼슘이 흡수되지 않으면 당연히 철분도 흡수되지 않는다. 다른 미네랄도 마찬가지다. 그러므로 부분을 아는 것보다 전체를 알아야 해결하기 쉽다.

원인을 차단하면 결과는 스스로 다스려진다. 원인을 차단하지 않으면 암은커녕 설사, 변비 정도의 가벼운 증상도 고칠 수 없다. "윗물이 맑아야 아랫물이 맑다"는 속담은 영원한 진리가 아닌가? 입으로 더러운 공해식이 계속 들어오는데, 어떻게 아래쪽의 대장, 직장이 무사하겠는가? 설사, 변비도 고치지 못하면서 암을 고치려고 하는 무지함이란! 죽음의 문제는 이렇게 사소한 데 있다.

몸에 병이 들면 결과가 나쁘게 나타난 것이니 지금까지 학교, 교회, 사찰, 병원, 책 등에서 배운 모든 것을 점검하고 다시 한 번 생각해보자! 필자도 난시와 안구건조증으로 안과, 밤새 잠을 못 자고 신경이 곤두서니 정신과, 신장염과 신장결석으로 소변에 피가 나오니 비뇨기과, 간경변으로 밤에 아파서 잠을 깨니 내과 등등 하루에 병원을 몇 군데씩 다니던 시절이 있었다.

필자는 이미 30년 전에 벗어났지만, 아직도 그 자리에서 눈물짓는 사람들이 부지기수다. 부분적으로 문제를 해결하려 하면 안 된다. 병마의 심장을 깨뜨려서 단숨에 다 잡는 방법! 반드시 제독(除

毒: 몸속에서 독을 빼는 것), 자연식, 운동 세 가지를 병행해야 한다.

위장약 남용은 암을 일으킬 가능성이 크다

　만성위염은 식사 후나 공복에 속이 거북하다든지, 팽만감을 느낀다든지, 아프다든지 하는 증상이 나타나고, 심할 때는 식사 시간과 관계없이 위의 불쾌감이 계속된다. 트림이나 가슴 쓰린 증상, 구역질이 나는 수도 있다. 변통이 불규칙하고 변비와 설사를 되풀이하기 때문에 확실히 성가신 병이라 할 수 있다. 만성위염 치료제로 현대의학은 제산제나 염증치료제를 투여하고 있는데, 여기에 엉뚱한 잘못이 숨어 있다.

　첫째는 오진이다. 만성위염 환자는 설령 위장에 불쾌감이 있다 하더라도 실제로는 위산과다가 그리 많지 않다. 속이 쓰리더라도 위산이 과다 분비된 것이 아니고, 대부분 위의 훨씬 위쪽에 있는 식도 아랫부분에 나타나는 신경 증상일 때가 많다. 식후에 거북한 것은 위 확장으로 위의 근육 긴장이 약해지고 위벽이 이완된 상태에서 무력성 체질의 증후로 나타나는 것이 대부분이다.

　다시 말해서, 의사는 환자의 자각 증상에만 의존해서 급성위염이 만성화된 것이라고 억측하여 투약하고 있을 뿐이다. 게다가 위장약 속에 섞여 있는 제산제는 진통 작용과 동시에 위를 상쾌하게 해주므로 그것을 복용한 환자는 어쩐지 불쾌감이 없어지고 병이 나은 것 같은 착각에 빠진다.

둘째로 만성위염이라는 오진으로 엉뚱하게 치명적인 사태를 만나게 되는 수가 있다. 만성위염은 보통 급성위염이 상습화된 것이라고 단순히 생각되지만, 위산의 상태는 완전히 반대다. 급성위염일 때는 대개 위산이 과다 분비되어 있고, 만성위염일 때는 오히려 저산성(低酸性)이다. 다시 말해서, 실제로 만성위염이든, 위(胃) 신경 증상이든 단순한 오진을 막론하고 위산이 과다 분비된 때는 거의 없다.

그럼에도 제산제가 들어 있는 위약을 상용하면 위의 산도(酸度)는 점점 기능이 떨어진다. 문제는 위장의 저산화(低酸化)다. 악마처럼 무서운 위암은 바로 저산도인 위에서 많이 발생하는 것으로 알려졌다. 위장에서 분비되는 위산에는 일정한 살균력이 있는데, 위산이 적으면 음식물에 섞여 들어오는 세균이 살균되지 않고 위벽에 기생하게 되어 위염, 나아가 위암까지 발생하게 된다.

따라서 만성위염 환자가 위장약을 복용하면 위염을 고치기는 커녕 암을 발생시키는 소지를 열심히 만들고 있는 셈이 된다. 게다가 위암은 초기 증상이 위염과 똑같아서 위장약으로 달래고 있다가 치료시기를 놓치는 사태가 벌어지기도 한다.

위장약을 남용하는 것은 자살행위나 마찬가지다. 위 상태가 좋지 않을 때는 반드시 천연식초를 먹고, 위산의 원료가 되는 염분의 질과 양을 점검해야 한다. 한마디로 제대로 된 천연식초를 마시고 제대로 된 간장, 된장을 먹으라는 말이다.

다시 한 번 강조한다. 음식물이 소화·흡수되어 에너지를 만드는 것은 식초 속에 함유된 오기자로초산이다. 1945년, 핀란드의 바르타네 박사가 수상한 노벨상 학설에 깊은 관심을 갖기 바란다.

식초는 그 자체가 소화효소로서 위산의 역할을 대신하여 위암의 발생 환경인 저산화 상태를 해소한다. 소화불량, 위염, 위궤양, 위하수, 식도염, 장염, 위암, 대장암, 직장암에 이르기까지 소화기관에서 일어나는 모든 병은 위산 부족이 원인이다. 위산이 부족하면 섭취한 음식물이 신속히 소화되지 않고 위장 속에 정체되는 동안 음식물에 섞여 들어오는 세균이 박멸되지 못하고 장으로 넘어간다.

식초, 된장, 김치 같은 음식물을 우리 농산물과 천일염으로 제대로 만들어 먹지 않고, 농약 범벅에 유전자까지 조작한 외국 농산물에다 인공조미료와 첨가제 등을 넣어 오염시켜 먹으면 위산이 부족해질 수밖에 없다.

2차 노벨 생리의학상
구연산

식초를 마시면 2시간 안에 피로가 가시고 탁한 소변도 맑아진다. 이것은 영국의 크레브스 박사와 미국의 리프먼 박사가 연구하여 발견한 정보다.

육체적 또는 정신적 노동을 해서 피로하거나 약, 주사, 술, 담배, 가공식품 등으로 장기에 부담을 주면 노화를 앞당기는 젖산이 생긴다. 젖산은 생리적 중간 대사산물로, 심한 운동을 할 때나 저산소 환경에서 산소 공급이 불충분하여 생기는 피로 물질이다. 젖산이 몸 안에 많이 쌓이면 병이 생기고 결국 죽음이라는 길을 밟게 된다.

그런데 젖산의 피해를 줄여주는 획기적인 물질을 찾았다. 그것이 바로 식초 속에 함유된 구연산 성분이다. 1953년, 크레브스 박사와 리프먼 박사는 "식초 속에 함유된 구연산 성분이 산소 이용률을 높여 젖산의 발생을 억제한다"는 연구 결과로 노벨 생리의학상을 받았다. 식초가 병을 원천적으로 예방해주는 역할을 하는 셈이다.

독특한 신맛을 지닌 식초는 요리에 사용하는 중요한 양념이면서 피로회복제로서의 효능이 커서 널리 이용되었다. 운동을 심하게 하거나 땀을 흘린 다음 새콤한 천연식초를 마시면 신기하게 피로가 가신다.

크레브스 박사와 리프만 박사의 위대한 발견

앞에서도 말했듯이 2차 노벨 생리의학상의 주인공인 크레브스 박사와 리프먼 박사는 식초 속에 함유된 구연산 성분이 피로와 노화의 원흉인 젖산의 발생을 억제하고 체외로 배출시키는 역할을 한다고 했다. 그들의 연구 업적은 인류에게 엄청난 도움을 주고 있기에 좀 더 자세히 설명하고자 한다.

그들은 처음에 세균 배양액 속에 식초를 조금 탔더니 세균이 왕성하게 증식하는 것을 발견했다. 그 과정을 자세히 관찰한즉 식초를 넣자마자 산소 소비량과 탄산가스 배출량이 증가해서 세균이 무럭무럭 자라고 번식했다.

그러면 산소를 흡수하고 탄산가스를 배출하는 우리 몸에도 식초를 투여하면 같은 현상이 일어나 세포가 무럭무럭 자라고 번식하지 않을까? 크레브스 박사는 수많은 생체실험 끝에 드디어 이러한 의문에 대한 답을 얻었다. 그리고 그의 연구 업적은 노벨상으로 입증되었다.

그전까지 인류는 인체가 섭취한 영양분이 체내의 어디에서 연소하여 에너지를 발생하고 체온을 조절하는지 몰랐다. 그런데 크레브스 박사가 인류 역사상 처음으로 그것을 해명했다.

크레브스 박사에 의하면, 인체는 음식물로 섭취한 포도당이 세포 내에 있는 '미토콘드리아'에서 산소와 합작하여 연소하면서 생성되는 에너지로 살아간다. 그 과정 중에 연소하다가 남은 찌꺼기인 탄산가스와 물이 세포 밖으로 배출되지 못하고 축적되면 온갖 병이 발생한다. 암을 비롯한 각종 문명병은 모두 산소 부족이 원인이다. 즉 산소가 부족해 영양분이 연소하지 않고 그 찌꺼기인 탄산가스와 물이 배출되지 못해서 병이 생기는 것이다.

그런데 식초가 산소 공급을 증대하고 탄산가스 배출을 원활하게 해주니 건강에 얼마나 큰 공로자인가? 만일 식초가 산삼과 같이 희귀하다면 식초 한 병에 산삼 만 뿌리 이상의 값어치가 있을 것이다.

우리 몸에 유익한 것은 깊은 산 속에 묻혀 있는 산삼과 같이 희귀하고 비싼 것이 아니라 그와는 정반대인 곳, 즉 우리와 가까운 곳에 있고 값이 싸거나 공짜로 얻을 수 있는 것들 가운데 숨어 있기 마련이다. 그래서 진시황도 불로장수약을 구하지 못하고 단명하고 만 것이다. 불로장수약이 아주 가까운 곳에 있다는 것은 꿈에도 생각하지 못했을 것이다.

크레브스 회로 이론

우리가 먹는 탄수화물은 타액이나 장액에 의해 소화되고 간장으로 들어가 글리코겐으로 저장된다. 글리코겐은 필요에 따라 포도당으로 변하는데, 이 포도당이 연료가 되어 '초성 포도산'이라는 물질이 만들어진다. 초성 포도산은 아세틸조효소 A가 되고, 우리 몸의 조직 중에 있는 오기자로초산과 반응해서 구연산으로 변한다. 이 구연산은 여러 가지 화학 반응을 일으키면서 다시 오기자로초산으로 되돌아간다. 대사물질이 화학 반응을 일으키면서 빙글빙글 돌아가는 이러한 과정을 가리켜 '크레브스 회로'라고 한다. 크레브스 회로가 한 바퀴 돌았을 때, 초산은 완전히 연소하여 탄산가스와 물이 되고 그동안 에너지가 방출되어 찌꺼기가 하나도 남지 않게 된다.

하지만 격심한 운동 등으로 체내의 오기자로초산이 부족하든지, 활성초산의 생산이 제대로 되지 않으면 이 회로가 잘 돌지 않게 된다. 또한 초성 포도산이 젖산이 되면서 엉뚱한 일이 벌어진다. 신진대사 사이클이 그곳에서 멎는다. 이때 젖산이 많이 만들어지면 혈액이 산성화되고, 근육 단백질이 굳어져 어깨가 뻐근해지며, 요통이 일어나고, 온몸에 피로를 느끼게 된다.

피로 원인이 되는 젖산이 쌓이지 않게 하고 체내에 있는 젖산을 빨리 처분하려면 크레브스 회로에 관계되는 오기자로초산, 구연산, 초산을 먹어야 한다. 이 세 가지를 모두 함유한 식초는 매우 뛰어난 피로회복제이며, 영양분을 에너지로 바꾸는 숨은 공헌자다.

임신부가 새콤한 것을 찾는 것도 이와 관련이 있다. 임신 초기 3개월은 유산할 위험이 많으므로 모체는 본능적으로 소화효소이며 호르몬의 원료가 되는 새콤한 유기산을 흡수하기 위해 신맛이 당기게 한다. 반면, 피를 탁하게 하는 기름기 있는 음식은 입덧을 유발해 배척한다. 그런데 새콤한 음식이 당기는 임산부가 설탕, 저질 당분, 첨가제 범벅인 탄산음료를 습관적으로 마시면 어떻게 될까?

옛날에 우리 어머니들은 못 먹고 못살고 노동에 시달렸어도 건강한 자녀를 낳았는데, 많은 것을 배우고 모든 것이 풍부한 오늘날 산모들은 정신지체아나 장애아를 더 많이 출산하고 있다. 그 원인은 임신 중에 먹는 음식물과 직결된다. 쓸데없는 농축액이나 보약, 탄산음료를 먹고 가공식을 즐겨 찾으니 만성적으로 산소가 부족해지고 혈액이 산성화된다. 산소 부족은 암만 일으키는 것이 아니라 생로병사 전반에 관여한다.

암은 산소 부족이 원인

아무리 공기 좋은 곳에 살아도 운동하지 않으면 몸 안의 60조 개나 되는 세포 깊숙이 산소가 스며들지 못한다. 산소는 생명 유지에 가장 중요한 것의 하나로, 영양 공급보다 중요하다. 지금 당장 몇 분 동안 숨을 멈추어보라. 바로 산소의 중요성을 알 수 있을 것이다.

암은 체내에서 산소를 적절히 이용하지 못한 결과 발생하는 질병이다. 물론 암뿐만 아니라 만성 퇴행성 질환 대부분이 이에 해당한다. 산소에 대한 학자들의 견해를 들어보자.

- 바르부르크 박사

대표적으로 산소 부족 설을 주장한 사람은 독일의 생화학자이자 암 발생 설로 노벨 의학상을 수상한 바르부르크 박사다. 그는 암세포의 발생은 산소 부족이 원인이라고 다음과 같이 단정을 지었다.

"암세포의 발생은 확실히 산소 부족 때문이다. 산소가 부족하면 산소로 생명을 이어가려고 하는 생체 모든 세포가 변화를 일으킨다. 그리고 동물 세포가 에너지를 얻는 데 중요한 이화작용(異化作用)의 하나로서 호흡과는 달리 산소 없이 진행되는 해당작용(解糖作用)을 하게 된다. 즉 유산소 생활에서 무산소 생활을 하게 된다. 이때 변화된 세포의 핵이 암세포의 핵과 일치한다."

- 셀리에 교수

캐나다 몬트리올 의학부 교수며 스트레스 학설로 유명하다.

"혈관을 가볍게 묶어 생체 장기에 들어오는 혈액의 양을 줄이면 그 장기에 병적인 변화가 일어난다. 그뿐만 아니라 산소 운반체인 헤모글로빈의 공급량이 줄어들어 전신에 산소 부족이 일어나게 된다."

그의 주장에 따르면, 혈액순환이 원활치 못해 발생하는 암, 고혈압, 당뇨병, 심장병 같은 문명병을 앓는 모든 사람은 만성적인 산소 부족증에 빠지게 된다.

• 노구치 히데요 박사

만병일원론(萬病一原論), 즉 모든 병이 한 가지 원인으로 생긴다고 주장하는 세계적 병리학자다.

일반적으로 체내의 산소 부족으로 암이 발생한다는 것은 학계 정설이다. 건강할 때는 체내의 모든 기관이 정상적으로 기능을 발휘해 약간의 산소 부족증이 발생해도 정상 세포의 유전자는 손상을 입지 않는다. 손상을 입더라도 인체의 자연치유력으로 바로 정상으로 복원된다.

그러나 산소가 부족한 상태에서 발암 물질이 외부에서 지나치게 많이 들어오거나 체내에서 넘치게 많이 생성되면 문제가 생긴다. 인체는 이들을 분해하고 해독하는 능력에 한계가 있어 유전자에 상처를 입게 된다. 그러면 암으로 이어진다.

문제는 외부에서 생긴 발암 인자보다 음식물 소화 과정 중 체내에서 만들어지는 발암 물질이다. 체내에 산소가 충분히 공급되면 신진대사가 원활하게 이뤄지고 노폐물을 적기에 분해·배설하여 문제가 없지만, 인체에 산소가 부족하면 이러한 신진대사에 이상이 생겨 발암 물질이 쌓이게 된다. 만 가지 병은 한 가지 원인에서 발생한다. 그 원인은 바로 산소 부족이다.

암세포는 산소를 싫어한다

암세포는 저산소 세포이므로 산소를 싫어하고 이산화탄소에 의지해 생활한다. 또 포도당을 불완전하게 분해하므로 포도당을 많이 소비하게 한다. 그 분해 과정이 불완전하기에 자연적으로 신진대사 단계에서 산성 독성 물질이 계속 축적된다. 그 결과 혈액이나 체액이 산성화되고 암세포가 더욱 성장하게 된다.

혈액이나 체액이 산성화되면 정상 세포는 살기 어려운 환경이 된다. 암세포는 스스로 살 수 있는 생활 조건을 만들고자 정상 세포를 파괴할 뿐만 아니라 모든 신진대사 과정을 자기에게 맞는 환경으로 바꾸어버린다. 그 영향으로 정상적인 식사를 지속하는데도 암이 악화되면서 빈혈이 생기며, 피부는 잿빛이 도는 누런색을 띠고, 전신이 야위며, 눈꺼풀이나 발에 부종이 생기는 악액질 상태에 접어든다.

암성 악액질이 심해지면 간이나 신장에서 불필요한 산성 독성 물질을 해독·여과하는 역할이 한계에 도달하여 장기 기능도 떨어진다. 따라서 암성 악액질을 제거하는 것이 암 치료의 출발이 되어야 한다. 암성 악액질을 제거하려면 무엇보다 암세포가 가장 싫어하는 산소를 공급해야 한다.

정상 세포가 산소 없이 생활할 수 없는 것처럼 암세포는 이산화탄소 없이 생활할 수 없다. 유산소 운동으로 혈액순환을 원활하게 하고, 천연식초에 함유된 구연산 성분을 마셔 미세혈관 속까지 산소를 공급하면 암세포는 산소중독증에 걸려 죽게 된다.

구연산의 효능

천연식초는 구연산의 보고다. 구연산은 체내에 들어온 음식물이 에너지로 변화하는 과정에서 젖산의 과잉 생산을 억제하고, 탄산가스를 물로 분해해 체외로 배설하여 조기에 피로 물질을 없앤다. 또 정신을 안정시키는 칼슘이 잘 흡수되게 한다.

그런데 구연산 회로가 순조롭게 돌아가지 않으면 불안정한 연소로 혈액 속에 젖산이 축적되어 세포의 노화가 촉진되고 질병의 근원인 어깨 결림, 근육통, 요통 등의 증세가 나타난다.

구연산은 위액과 파라토르몬의 분비를 촉진하여 입맛을 당기게 할 뿐 아니라 식품에 붙은 세균을 죽여 소화불량과 위장병이 사라지게 한다. 또한 장 활동을 좋아지게 하고 장벽을 깨끗이 청소하여 변비를 없애준다.

구연산 속에는 '앤지오텐신'이라는 변환효소가 있는데, 이 효소는 혈관의 수축 작용에 관계하여 고혈압과 저혈압을 개선한다. 고혈압과 저혈압을 동시에 개선하므로 획기적인 능력이라고 할 수 있다.

또한 구연산은 간장에 해로운 중성지방이 쌓이는 것을 막고 독소를 분해해 간장을 보호한다. 잦은 과음으로 알코올성 지방의 축적량이 많은 지방간인 사람은 구연산의 도움을 받기 바란다.

성 기능 장애도 개선해준다. 성 기능 장애의 원흉은 스트레스와 과로, 음주, 흡연 등에 있다. 구연산은 부신피질호르몬 분비를 왕성하게 하여 스트레스를 해소하고 술독과 담배로 생기는 일산화탄소를 분해하여 부부생활을 돕는다.

구연산은 나쁜 피를 맑게 정화하여 체외로 배출한다. 피부와 혈액순환은 밀접한 관계가 있으므로 알레르기와 가려움증에 탁월한 효과가 있다. 기미를 일으키는 주범인 과산화지질을 억제하고, 세포의 신진대사를 활발하게 하여 기미의 원인인 멜라닌 색소를 배출한다.

또한 구연산은 젖산을 분해해 근육을 유연하게 할 뿐 아니라 통증을 없애는 부신호르몬을 분비해 요통, 어깨결림을 없애준다. 또한 젖산을 분해해 피로를 없애주며, 산성화된 인체를 약알칼리성으로 바꿔 성인병을 예방한다.

모든 문명병은 결국 세포의 생명력이 약해져 생긴다. 간세포가 약해지면 간염에 걸리고, 췌장세포가 약해지면 당뇨병, 혈관세포가 약해지면 고혈압·중풍·심장병 등과 같은 혈관계 질환이 생기고, 조직세포가 극단적으로 약해지면 암이 나타난다.

이와 같이 모든 만성 퇴행성 질병은 세포의 건강과 관련되어 있다. 그러므로 성인병을 예방하고 치료를 촉진하려면 산소 이용 상태가 중요하다.

공기 중에 있는 산소는 호흡으로 혈액에 흡수되며 혈액과 더불어 몸을 만드는 기본 단위인 세포에 운반된다. 건강한 생활을 하려면 무엇보다 생명을 좌우하는 혈액의 질을 무시하고는 목적을 달성할 수 없다.

맑은 혈액은 신선한 산소를 원활하게 공급한다. 구연산은 세포

안에서 낡은 것을 밀어내고 새로운 것을 받아들이는 신진대사를 촉진하고, 체액의 삼투압을 일정하게 유지하며, 산과 알칼리의 균형을 이뤄 혈액을 항체 능력이 향상된 약알칼리성으로 만든다. 다시 말해 구연산은 깨끗한 혈액으로 약알칼리성 체질을 유지하며 세포의 재생 능력을 향상시키므로 건강식단에 필수다.

식초가 체온을 올린다

• 저체온은 만병의 원인

일본의 의학박사 이시하라 유미 박사는 "체온이 1도 떨어지면 면역력은 30퍼센트 약해지고, 반대로 체온이 1도 올라가면 면역력은 5~6배로 강해진다"고 했다(《몸이 따뜻해야 몸이 산다》에서 발췌). 최근 50년 동안 체온이 1도가량 낮아지면서 현대인은 그만큼 면역력이 떨어지고 각종 질병에 걸리기 쉬운 체질로 바뀌었다.

면역력이 떨어지면 암은 물론 거의 모든 질병에 노출된다. 먼저 감기, 폐렴, 기관지염, 방광염에 걸릴 확률이 높아진다. 천식과 아토피, 알레르기 질환, 궤양성 대장염이나 류머티즘 등 자가면역질환에도 걸리기 쉽다. 체온이 떨어지는 만큼 혈관이 수축하고 혈액 흐름이 원활하지 못해 혈압도 올라간다. 뇌경색이나 심근경색 등의 혈전증, 담석이나 요로결석 등 덩어리를 만드는 질환도 쉽게 발병한다. 암 환자들의 체온은 당연히 정상 체온보다 낮다.

• 체온이 낮아지는 이유

현대인들의 체온이 낮아지고 있는 첫째 요인은 점점 근육 운동이나 육체노동을 많이 하지 않기 때문이다. 운동이나 노동을 해서 땀이 나면 체온이 1도 정도 상승한다. 그러나 신체를 움직이지 않으면 근육에 열을 만드는 활동이 줄어든다.

과식도 저체온이 되는 주요 원인이다. 음식을 많이 먹으면 소화를 위해 혈액이 위장에 모이는 대신 열 생산이 많은 근육이나 간, 뇌로 흘러가는 양이 상대적으로 줄어든다. 그 결과 대사(활동)가 느려지고 체온도 떨어진다.

스트레스도 체온과 관계가 있다. 스트레스가 장기간 지속되면 혈관이 가늘어져 세포로 가는 영양이나 산소 공급이 줄어들고 대사가 잘되지 않아 몸이 차가워진다. 이 밖에도 체온이 낮아지는 이유로는 잦은 에어컨 사용, 입욕하지 않고 샤워하는 습관, 몸을 차게 하는 음주 문화, 흡연, 먹이사슬 체계에 맞지 않는 외국 농산물 섭취 등이 있다.

각종 첨가제와 화학조미료가 들어간 음식을 자주 먹는 것도 체온 저하 이유 중 하나다. 인공합성물인 첨가제와 합성조미료 MSG에 들어 있는 글루탐산이 체내에서 분해되려면 비타민이 필요하다. 따라서 첨가제와 합성조미료를 섭취할수록 비타민 소모가 많아져 신진대사가 잘되지 않고 자연스레 체온도 떨어지게 된다.

• 체온을 높이려면

 체온을 올리는 방법은 의외로 간단하다. 운동으로 근육을 단련하고, 발효식품과 잡곡 위주로 식습관을 바꾸며, 찜질, 입욕 등을 하면 된다.

 근육은 우리 몸속에서 최대로 열을 생산하는 기관이다. 따라서 근육 운동을 활발히 하면 저체온증이 개선된다. 특히 여성에게 많이 나타나는 냉증과 남성의 발기부전을 개선하는 좋은 방법은 등산으로 하체 근육을 단련하는 것이다. 다리 근육은 혈액순환에 큰 역할을 하는데, 근육이 늘어나면 근육 자체에서 열을 발생하여 혈액순환이 좋아질 뿐 아니라 체온 상승에 도움이 된다.

 단순히 샤워하는 것보다는 뜨거운 물에 몸을 담그는 입욕법이 떨어진 체온을 올리는 데 효과적이다. 입욕은 심박동을 원만하게 하고, 내장 기능을 촉진하며, 부교감신경을 작동시켜 혈액순환과 신진대사를 원활하게 한다. 대개 38~41도로 물 온도를 맞추면 부교감신경의 작용에 따라 기분이 이완되고 식욕이 좋아진다.

 노벨상이 입증하는 인류 최고의 자연 치료제인 천연식초를 마시면 체온이 상승한다. 즉 식초 속에 함유된 구연산 성분이 산소 이용률을 높여 피로와 노화의 원흉인 젖산 발생을 억제하고 체외로 배출해서 신진대사가 원활해지면 체열이 올라가 암세포가 도망가는 상황이 된다.

 발이 시려 잠을 잘 자지 못한다고 호소하는 환자들이 많다. 완벽한 천연식초 가운데 하나인 다슬기식초를 마시고 속보로 걸어보라. 단기간에 발이 시리고 아픈 상태가 개선될 것이다. 환자인 양 어슬렁거리며 걷는 것은 운동이 아니다. 숨이 차서 폐활량이 높아지도록 속보로 걷거나 달려야 한다. 등산을 해도 좋다.

천연식초는 효소의 제왕이다. 설탕에 절인 과일이나 산야초 등과는 차원이 다르다. '제4의 불'이라는 효소가 인체에서 일어나는 화학 변화를 인공적으로 하려면 엄청난 에너지가 필요하다. 간장이 하는 일을 하려면 대형 고층빌딩에 상당하는 공장이 있어야 하고, 대뇌의 측두엽이 하는 일을 하려면 10억 킬로와트의 전력이 필요하다. 대뇌 피질의 기둥을 청사진으로 찍으려면 미국 예산의 1천 배나 되는 경비가 소요된다고 한다. 그러나 인체의 효소는 36.5도의 체온만으로도 어렵지 않게 이 일을 하고 있다. 문제는 효소와 산소인데 효소는 발효식품으로, 산소는 등산으로 공급하면 된다.

그릇된 정보가 태아를 죽인다

- 어느 임산부의 질문

저는 얼마 전부터 구연산과 비타민이 7:3 비율로 제조된 5그램짜리 가루를 하루 2회 식후에 꾸준히 복용하고 있는 새댁입니다. 처음에는 구연산이 뭔지도 몰랐는데, 인터넷을 찾아보니 건강에 좋은 점이 참 많더라고요. 지금 임신 초기인데 출산 때까지 계속 복용해도 문제가 없을까요? 현재 소화도 잘되고 피부도 좋아지고 변비도 없어진 게 구연산 덕분인 듯 싶어 좋긴 하지만 궁금합니다.

• 어느 분의 답변

한때 구연산이 비타민 C처럼 유행한 적이 있습니다. 몸에 잘 맞는 것 같으니 계속 잡수셔도 될 것 같습니다. 구연산은 몸속 노폐물을 없애주어 피로를 해소시키는 건강식품입니다. 임신 중이지만 과일처럼 드셔도 상관이 없습니다. 수용성 비타민은 몸에 축적되지 않지만, 지용성인 비타민 A, D, E, K는 몸에 쌓이므로 참고해서 드시기 바랍니다.

결론을 말하면, 질문하신 분은 몸속 아이를 담보로 위험한 모험을 시도하고 있고, 답변한 분은 여기에 기름을 붓고 있다. 정제된 구연산이 어떻게 과일에 함유된 천연 구연산과 같단 말인가! 정확하지 않은 이런 정보들이 주변에 널려 있고, 그것을 제3자에게 아무런 책임감 없이 권하고 있다.

한때 안현필 선생님께서 〈한국일보〉 '삼위일체 장수법'에 "식초 속에 함유된 구연산 성분이 산소 이용률을 높이고 젖산의 발생을 억제하여 암을 예방한다"는 연구 결과로 제2차 노벨 생리의학상을 받은 내용을 발표하자 약국의 구연산이 동나는 일이 벌어졌다. 그러나 여기서 말하는 구연산은 천연식초 속에 함유된 천연 구연산이지 정제된 것이 아니다.

미국이나 유럽에서는 기계로 식초를 만들지만, 일본은 자국의 전통식초를 항아리에 자연 발효시켜 마시는 식초 선진국이다. 일본의 식초 정보가 홍수처럼 들어오고, 천연식초의 효능이 좋다며 책을 내고 언론에 발표해봐야 시중에는 천연식초가 없다. 식초가 몸에 좋다는 말만 듣고 시장에서 빙초산 합성식초나 알코올 양조식초를 사다 먹는다면 오히려 역효과만 얻는다. 시장의 알코올식초에다 무정란을 녹여 초란을 만든다는 엉뚱한 사람도 있는데, 그럴 바에는 차라리 식초를 모르는 것이 낫다.

천연식초는 모든 과정이 손으로 이뤄지고 변질이 잘되며 숙성 기간이 수년씩 걸리므로 웬만한 중산층도 사 먹기 어렵다. 필자는 식당에서 내놓는 초장이나 생채무침은 먹지 않는다. 천연식초를 쓸 리가 없으니 말이다. 5천 원짜리 비빔밥에 들어가는 참기름이나 고추장, 달걀 프라이 역시 먹지 않는다. 그 가격에 좋은 재료를 쓸 수 없고, 달걀 역시 무정란일 가능성이 크다.

참기름 대신 참깨를 먹으면 되고 고추장이야 안 먹어도 되지만, 식초는 먹어도 되고 안 먹어도 되는 양념이 아니다. 공해와 가공식의 범람으로 천연 살균제와 해독제가 필요한 시대이기 때문이다. 노벨상을 3회나 수상한 식초 없이 자연식을 한다는 것은 모래 위에 집을 짓는 것과 같다.

식초는 공기와 수질, 세균에 민감하기에 도시에서는 만들기가 어렵다. 그러나 처음 한 번만 성공하면 식초를 만드는 균(종초)이 확보되어 그 뒤부터는 훨씬 만들기가 쉽다.

일본의 어느 여성이 식품 속에 함유된 아미노산이 태아의 두뇌를 좋게 한다는 글을 읽었는데, 아미노산을 아지노모토(화학조미료)로 착각하고 매끼 아지노모토를 한 숟가락씩 국에 타 먹었더니 백혈병에 걸린 백치를 낳았다고 한다. 자연적인 것과 인공적인 것의 차이를 모르면 이렇게 어이없는 실수를 하게 된다. 식품은 절대로 가격이 싸다고 함부로 먹을 것도 아니고 비싸다고 무조건 좋은 것도 아니며 유행 따라 먹는 것도 아니다.

"식초 속에 함유된 구연산 성분은 산소의 이용률을 높여 피로와 노화의 원흉인 젖산의 발생을 억제하고 체외로 배출하는 역할을 한다."

이것이 2차 노벨상으로 입증받은 천연식초의 효능이다. 천연식초는 이웃집 아줌마가 "몸에 좋다더라", "식초요법으로 병을 고쳤다더라"며 권하는 수준의 것이 아니다. 세 번의 노벨상 수상이 입증하는 최고의 과학이다.

가장 좋은 암 예방·치료법은 용존산소가 풍부한 생수에 천연 구연산 성분이 가득한 다슬기식초를 타 마시고, 매일 한 시간 이상 유산소 운동을 하는 것이다. 공기 좋은 곳에서 꾸준히 걷고 달리는 것도 좋고 등산, 자전거 타기, 배드민턴 등을 해도 좋다. 유산소 운동은 좋은 산소치료법 중 하나다.

3차 노벨 생리의학상
초산

1964년, 미국의 브롯호 박사와 독일의 리넨 박사는 공동 연구 결과 "식초 속에 함유된 초산 성분이 현대 문명병의 원흉인 스트레스를 해소하는 부신피질호르몬을 만들어준다"고 발표하여 노벨 생리의학상을 받았다. 천연식초의 주성분인 초산이 부신피질호르몬을 만들어준다는 이 연구는 스트레스에 지친 현대인들에게 구세주가 되었다.

스트레스 학설

캐나다의 셀리에 박사는 스트레스 학설을 발표하여 의학계에 선풍적인 반향을 불러일으켰다. 이 학설에 의하면, 현대의 각종 문명병은 주로 스트레스가 원인인데 부신피질호르몬이 스트레스를 해소하는 중대한 역할을 한다는 것이다.

현재까지도 스트레스는 의학적으로 확실히 규명되지 않고 있

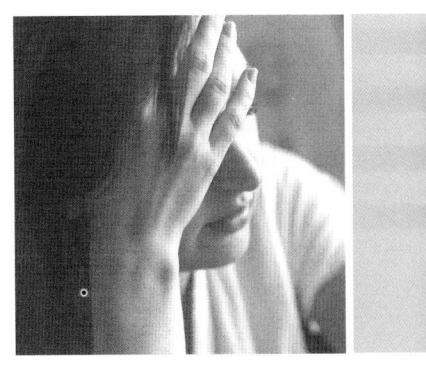

으며, 인간이 어떤 자극을 받을 때 나타나는 여러 가지 반응을 말한다. 불면증, 위장병, 고혈압, 당뇨, 동맥경화, 심장병, 류머티즘 같은 질환과 암에도 큰 영향을 주는 것으로 알려졌다.

부신피질호르몬은 부신이라는 내분비기관에서 분비한다. 그런데 부신이 지치면 부신피질호르몬을 충분히 분비할 수 없게 되고 그 결과 각종 문명병이 유발된다. 우리는 옛날과 달리 복잡한 인간관계에 시달리며, 육체노동은 멀리하고 과중한 정신노동으로 매일 너무나 많은 스트레스를 받고 있다.

좀처럼 사라지지 않는 암이나 류머티즘도 쉽게 찾지 못할 따름이지 원인은 분명히 있다. 우리 몸 안에는 60조 개나 되는 많은 세포가 있고, 세포의 핵 속에는 유전자 물질인 DNA가 있다. DNA의 명령에 따라 복잡한 단백질이 만들어지는데, 그 과정에서 단백질을 구성하는 아미노산의 배열 중 어느 하나라도 잘못되면 세포에 이상 물질이 생겨난다.

그 수가 적을 때는 스스로 해결할 수 있지만 많을 때는 소그룹이 형성된다. 암을 발생시킬 수 있는 세포 수가 20만 개 이상으로 많아지면 암이 되고, 류머티즘을 일으킬 수 있는 인자가 많아지면 류머티즘이 생긴다. 스트레스를 일으키는 요인으로는 다음과 같은 것이 있다.

• 생활습관

카페인 음료, 수면 부족, 과중한 업무, 부정적인 생각, 지나친 후회, 자기 비하, 과도한 분석 등

• 심리적 올가미

비현실적인 기대, 독선적인 소유욕, 전부 아니면 아무것도 아니라는 생각, 과장되고 경직된 사고

• 목표 지향적이고 강박적인 성격

여러 가지 일을 한꺼번에 할 정도로 항상 조급하고 끊임없이 도전하는 완벽주의, 일 중독

스트레스는 사람 사이에서 일어나는 스파크 같은 것이다. 시기, 질투, 미움은 모두 다른 사람과의 관계에서 온다. 이 중 질투는 뼈를 썩게 하는 강한 독성이 있다. 자긍심이 부족한 사람일수록 스트레스를 더 많이 받는다.

류머티즘이나 만성 질병이 있는 사람들은 즐거운 마음으로 생활하며 스트레스를 해독하는 마약인 엔도르핀이 생성되도록 해야 한다. 우리가 받는 스트레스 대부분은 스스로 만드는 것들이다. 이러한 사실을 아는 것이 스트레스를 해결하는 첫걸음이다.

보석같이 찬란하고 단 한 번뿐인 고귀한 인생 아닌가. 생활의 균형을 바로잡고 편안하게 마음의 여유를 즐겨보자. 다슬기식초를 마시고 가족의 손을 잡고 공원에서 산책이라도 해보면 어떨까?

부신의 역할

부신은 초승달 모양으로 신장 위쪽에 붙어 있다. 여러 종류의 호르몬을 내보내는 장기로, 우리 몸이 정상적인 기능을 유지하는 데 중요한 역할을 한다.

부신은 신진대사를 원활하게 하며, 혈압을 조절하고, 인슐린 방출을 유도하여 체내 포도당을 적절히 유지하게 하며, 염증이 있을 때는 면역 기능을 조율한다. 심장을 계속 뛰게 하는 호르몬을 만들고, 위급할 때 심장 박동을 늘리며, 몸의 힘을 강화하는 호르몬을 만든다. 즉 우리 몸에 중요한 호르몬 분비 작용을 도와주며 장기의 기능을 활성화하는 기능을 담당한다. 또한 생명력과 성 에너지를 주도한다.

부신은 스트레스에 민감하게 반응한다. 첨가제와 화학조미료 등이 부신의 기능을 떨어뜨리고, 니코틴과 알코올 그리고 마약과 농약을 비롯한 약이라는 이름이 붙은 모든 것이 부신을 과도하게 자극하여 기능이 나빠지게 한다. 부신의 기능이 원활하면 자유로운 감정이 느껴지지만, 저하되면 기력이 상실된다. 부신도 간처럼 웬만큼 나빠져도 자각 증상이 없으므로 주의해야 한다.

부신은 성호르몬인 에스트로겐(여성호르몬)과 테스토스테론(남성호르몬)의 중요한 공급처다. 남성과 여성은 이 두 가지 호르몬을 분비하는데, 나이가 들수록 남성은 에스트로겐이 더 많이 분비되어 여성화하고, 여성은 테스토스테론이 더 많이 분비되어 남성화한다. 남성들이여, 나이 들어 공처가가 되는 것은 당연한 일이니 너무 원통해하지 마시길.

장기간 스트레스를 받거나 인체에 독성 물질이 들어오면 부신이 붓거나 쪼그라들어 기능이 떨어지고 부신 내에 호르몬 생산과 에너지 보유량이 줄어든다. 지나친 스트레스는 부신의 면역 기능을 약화시킬 뿐 아니라 우리 몸의 파수꾼 역할을 하는 백혈구 생산을 억제한다.

부신이 약해지면 혈당의 신진대사가 원활하지 않아 당뇨병의 원인이 되어 허약감, 피곤감이 가중된다. 수면 장애로 숙면을 취하지 못해 아침부터 피곤감에 기진맥진하게 되며, 감염이나 알레르기가 쉽게 오고, 저혈압과 저혈당으로 만성피로가 동반된다.

폐경

나이가 들면 여성은 난소 기능을 상실하면서 폐경이 오고 에스트로겐 분비가 감소한다. 여성에게 에스트로겐은 아주 중요하다. 혈관세포, 뼈, 피부, 자궁, 유방 조직, 질과 요로계, 그리고 뇌에까지 영향을 미치기 때문이다.

폐경 후 3년쯤 지나면 여성호르몬이 결핍되어 비뇨생식기계가 위축된다. 그 결과 질 건조감, 가려움증, 빈뇨, 배뇨곤란, 요실금, 성교 시 통증 따위가 뒤따른다. 골밀도를 일정 수준으로 유지하는 여성호르몬이 줄어들어 골다공증이 오기도 하며, 특히 척추뼈의 압박골절로 허리가 구부러지기도 한다. 하지만 폐경을 맞이한 여성 모두가 폐경기증후군에 시달리는 것은 아니다. 25~50퍼센트 정도만 이상 증세를 느낀다.

또 폐경이라 해서 에스트로겐이 전혀 나오지 않는 것도 아니다. 부신이나 피부 주위 조직에서도 에스트로겐이 분비되므로 체격이 큰 여성은 작은 여성에 비해 상대적으로 에스트로겐이 많이 분비되고 폐경기 증상도 덜 느낀다.

폐경기증후군에서 최대한 벗어나려면 유정란, 미역, 멸치, 새우, 시금치 등과 같은 자연식품으로 칼슘을 흡수하고, 호르몬 형성에 도움이 되는 천연식초의 초산을 수시로 마셔야 한다. 흡수가 잘되고 가장 질 좋은 칼슘은 식초의 초산에 녹아 있는 초산칼슘, 즉 초밀란(醋蜜卵)이다. "신이 의도하는 폐경은 폐기 처분"이라는 혹평도 있지만, 폐경기증후군이 심한 사람은 30퍼센트 이하이므로 조금이라도 건강할 때 꾸준한 운동습관과 식이요법이 중요하다.

암을 일으키는 합성 호르몬 요법

폐경 후 정신적인 허탈감과 육체적으로 나타나는 불유쾌한 증세들로 고통 받는 여성이 많다. 의학적으로는 이를 '갱년기장애'라고 한다. 자궁종양 수술 등으로 난소를 절제해도 갱년기장애를 똑같이 경험하게 된다.

폐경으로 여성호르몬 분비가 줄어들면서 여성들의 신체에는 큰 변화가 일어난다. 유방이나 여성 생식기가 퇴화하기 시작하고, 단백질이 잘 흡수되지 않아 모발이 줄어들며, 뼈가 약해져서 골다공증이 가속화된다. 어느 날 갑자기 몸이 화끈거리거나 오싹하고 써늘한 느낌이 찾아올 때도 있다. 에스트로겐 분비의 감소로 체온을 조절하는 뇌 시상하부의 기능에 이상이 생겨 나타나는 현상이다.

뇌의 시상하부는 신경조직이나 내분비샘에 깊숙이 관여하는 기관이다. 특히 뇌하수체호르몬을 분비하여 신진대사를 조절하고, 수면, 성욕, 감정, 체온, 엔도르핀 생성 등을 관장한다. 의학계는 에스트로겐의 감소가 이러한 뇌 기능에 이상을 초래하여 발열감, 두근거림, 한랭감, 가려움증, 현기증, 우울증, 불면증, 성욕 감퇴, 체중 증가, 골다공증 등이 일어난다고 보고 있다.

그러나 30대부터 효소, 유기산, 칼슘 등의 미네랄을 꾸준히 섭취하여 뇌하수체가 원만하게 작동하면 난소나 부신에서 생산되는 소량의 에스트로겐으로도 갱년기장애가 감소한다. 에스트로겐은 매우 강력해서 소량만 있어도 제 기능을 발휘한다. 그러므로 인체가 이러한 호르몬을 소량이라도 분비할 수 있도록 도와주면 갱년기장애는 저절로 없어진다.

제약회사들이 화학적으로 제조한 합성 호르몬제 투여는 한때 갱년기 여성들에게 구원의 밧줄과도 같이 여겨졌다. 많은 여성이 각종 갱년기 증세에서 벗어나게 되었기 때문이다. 그러나 세월이 흐르면서 여러 가지 문제가 터져 나오기 시작했다.

인체에서 생성되는 자연 호르몬보다 십여 배나 강력한 각종 합성 호르몬제는 암을 일으키고 급속히 진행시켰다. 고혈압, 담석증, 두통, 우울증, 부종 등을 동반하기도 했다.

하지만 대다수가 남성 의사들인 의료계와 제약업계는 많은 부작용이 있음에도 크게 염려할 정도가 아니라고 계속 발표해왔다.

합성 호르몬의 부작용에 제일 먼저 반기를 든 사람들은 여성 단체다. 여성들이 남성들의 전업이라고 여겨오던 의사 직에 진출하면서 부작용을 낳는 치료법에 대해 과감하게 반대 운동을 펴기 시작한 것이다.

1971년에 발간된 《우리 몸은 우리 자신이(Our Bodies Ourselves)》라는 유명한 책은 대표적인 여성 운동의 지침서가 되었다. 이 책은 합성 에스트로겐 투여로 유방암, 자궁암이 30~50퍼센트 증가하고 여러 부작용이 생기는 것을 낱낱이 지적하며 사용하지 말라고 권장하기 시작했다.

한편 서양의학계가 과학기술이라는 무기로 합성된 호르몬제를 대량 생산하여 무분별하게 여성들에게 투여하고 있을 때에도 천연요법 전문가들은 고집스럽게 식품 속에 함유된 에스트로겐 호르몬을 고수하고 있었다. 그 결과 천연요법 전문가들의 주장이 옳았음은 20년 뒤에야 판정 났다. 이제 에스트로겐이나 성장호르몬 주사를 맞는 여성들은 무지하거나 무모한 사람으로 취급받는 시대가 되었다.

그러나 아직도 우리나라에서는 매스컴에서 공공연히 호르몬 요법을 권장하고 있다. 호르몬 제제가 좋다는 얘기만 듣고 별다른 신체 이상이 없는 여성들까지 덩달아 이용하고 있으니 더욱 큰 문제다.

중년 여성들은 "식초 속에 함유된 초산 성분이 현대 문명병의 원흉인 스트레스를 해소하는 부신피질호르몬을 만들어준다"는 노벨 생리의학상이 입증한 과학적 사실을 반드시 기억해야 한다.

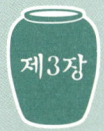

천기누설
다슬기식초
제조법

자연의학은
스스로 병을
고치는 것

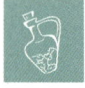 자연의학이란 스스로 자정 능력(자생력, 자연치유력, 면역력)을 회복시켜 병을 고치는 것이다. 채우기보다는 비워서 이뤄지는 치료다.

"우리 몸에는 두 명의 의사가 있다. 몸이 아플 때 우리는 그 두 명의 의사를 찾아가기만 하면 된다. 한 명의 의사는 입이고 또 한 명의 의사는 발이다." 즉 자연의학의 양대 기둥은 단식과 걷는 것이다. 밤늦게 먹는 것은 귀신밖에 없다. 암은 과부하로 자정 능력을 잃으면서 생긴다.

자연의학은 무엇을 먹어서 고치는 것이 아니라 몸속에 쌓인 독소가 해소되면 인체가 지닌 자정 능력으로 스스로 병을 고치는 것이다. 자정 능력을 주도하는 것은 간이다. 암 환자는 간에 독소가 쌓여 있기 마련이다.

간에 쌓인 독소를 가장 빨리 제거하는 방법은 무엇일까?

첫째는 단식이고, 둘째는 식초를 먹는 것이다. 먹어서 간이나

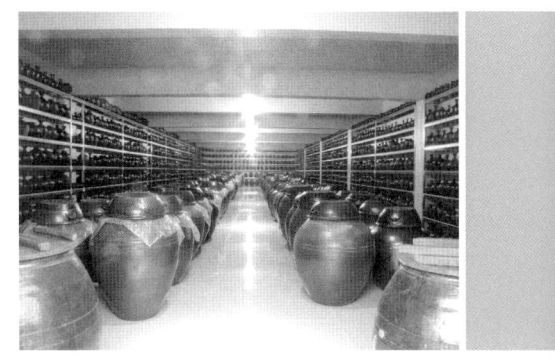

혈관, 신장에 쌓인 독소를 해소하는 것은 식초밖에 없다. 병중에 있는 사람은 물론 건강한 사람도 아침을 거르고, 점심과 저녁에는 내 몸에 필요한 만큼만 소식하기 바란다.

자연인이란 어떤 사람일까? 놀 때 놀고 공부할 때 공부하고 취하고 싶을 때 취하고 화날 때 화내고 사는 사람이다. 참고 숨기고 밋밋하게 사는 것은 건강 장수의 적이다. 밤에 잠이 오지 않는 것은 치열하게 공부하지 않고, 시시하고, 재미없게 살기 때문이다.

입안에 넣기 전에 간을 생각하라

만일 업체에서 생산한 식품을 먹고 식중독이라도 발생한다면 그 회사는 위기 상황에 도달한다. 그런 불상사를 막기 위해 모든 제조업체에서 포장 식품은 2중, 3중으로 철저하게 살균하고 방부 처리를 한다. 그 과정에서 미생물만 죽는 것이 아니라, 그나마 벼

록 간만큼 함유된 영양소도 파괴된다.

대부분 판매용 식품에서 볼 수 있는 방부제, 방향제, 착색제, 표백제, 팽창제 등의 인공합성 첨가제는 그 자체로도 간이나 신장에 해로운 이물질이다. 첨가제 중의 어떤 성분들은 간세포를 파괴하는 독성 물질을 생성할 수도 있다.

몸에 좋으라고 먹는 약제나 식품이 간이나 신장에 오히려 해가 된다면 그보다 원통할 일이 어디 있겠는가. 특히 간경화로 해독력이 감소한 환자가 누가 어떻게 만든 것인지도 모르는 것을 섭취한다면 너무나 위험한 일이다. 식품을 섭취하기 전에 첨가제나 환경호르몬에 오염되지는 않았는지 생각해보고 먹는 습관이 암을 예방하고 간을 편하게 한다.

간장병은 예민한 사람일수록 더욱 고통스럽다

간장은 알코올이나 약물, 음식물 속의 유해 물질 등을 분해하여 독성을 제거한다. 그러나 그 능력에도 한계가 있다. 폭음이나 폭식을 계속하면 처리할 수 없는 독물이 전신으로 퍼져 여러 가지 면역체계에 장애를 일으킨다. 이때 간장을 돕는 것이 있다. 바로 누룩으로 빚은 천연식초다. 천연식초는 체내 세포를 만드는 데 필수 불가결할 뿐만 아니라 간장의 해독·합성 작용을 원활하게 해준다.

간장은 지방을 분해, 합성한다. 합성된 지방 일부는 간장에 저장되고, 그 밖의 것은 전신으로 보내 축적되어 조직을 유지하거나 에너지로 사용된다. 이 기능이 저해되어 간세포 속에 지방이 쌓이면 지방간이 되고, 피부 아래 쌓이면 비만이 되고, 혈관에 쌓이면 동맥경화가 된다. 간이 좋지 않으면 깊은 밤 몸속 깊은 곳에서 육중한 몽둥이로 쿵 하고 내려치는 것과 같은 통증을 느끼는데, 이는 저승사자의 말꼬리에 매달려 끌려가는 것만큼 공포스럽다.

간장은 비타민을 저장했다가 필요에 따라 활성화한다. 또한 호르몬의 균형을 맞추는 데도 관여한다. 아미노산을 합성해서 몸에 필요한 고유 단백질도 만든다. 특히 중요한 것은 혈액 중의 단백질인 알부민을 만들어 전신으로 나르는 역할을 한다.

놀라지 마라! 알부민을 만드는 최고의 원료는 산삼, 녹용이 아니라 다슬기의 암녹색 세포라는 사실을 말이다. "다슬기를 먹으면 눈이 밝아진다"는 조상의 말을 가벼이 여기지 마라. 간이 나빠지기 전에 먼저 눈부터 나빠진다.

간암은 적어도 4분의 3 이상의 암세포가 퍼진 다음에야 비로소 황달이나 발열 현상이 나타난다. 증상이 나타났을 때에는 이미 상당히 악화된 경우가 많으므로 반드시 만성간염을 잘 다스려서 간세포의 파괴를 중단시켜야 한다.

간암은 치료가 가장 어려운 암의 하나로, 얼마 전까지만 해도 아예 치료 대상에서 제외됐을 정도였다. 그도 그럴 것이 대부분 간암 환자는 진단을 받은 지 6개월 이내에 사망하며, 단 1퍼센트만이 5년 이상의 생존율을 보였다. 물론 간암 환자라 하더라도 생존 기간이 길어지고 있기는 하나 별다른 치료법이 개발된 것은 아니다.

만성간염 환자는 간염을 원수가 아닌 친구처럼 대하며, 빨리 떼어버려야겠다고 생각하지 말고 평생을 병세가 악화되지 않게 살아가야겠다고 생각해야 한다. 그런데 예컨대 감기처럼 전염될 수 있는 급성간염에 100명이 걸려도 그중 90명은 항체가 생겨서 평생 간염 걱정 없이 사는데, 왜 10명만이 평생 고질병을 안고 고달픈 인생을 살게 되는 것일까? 그 10명 안에 들지 않으려면 어떻게 해야 할까?

간염 바이러스는 인체의 효소가 원활하게 활동할 수 없는 체액 상태가 되었을 때 만성화된다. 그러므로 식초, 된장, 김치 같은 효소 식품을 자주 먹고 평소에 꾸준히 체력 단련을 해야 한다.

특히 간장에 좋은 다슬기식초는 옻나무꿀을 첨가하면 효과가 월등히 좋아진다. 옻나무꿀은 차가운 간을 따뜻하게 한다. 벌의 식량인 꿀은 하늘이 준 영양제이며, 완전히 무독·무해한 천연식품이므로 옻을 타지나 않을까 걱정하지 않아도 된다. 인간이 가공한 옻나무 진액과는 완전히 다르다.

다슬기식초는 세계 최초의 발명특허 식초다. 다슬기를 한약재에 혼합하거나 달여서 진액을 만든 경우는 있었지만 세상 그 누구도 누룩, 현미, 엿기름, 오미자, 생강, 도라지로 발효시켜 식초를 만든 사람은 없다. 우선 다슬기를 넣어 된장국, 쑥국이라도 매일 끓여 먹고 다슬기식초 제조에 도전해보자.

저는
간입니다

간염은 간에 염증이 있는 상태를 말한다. 일반인들은 보통 염증을 환부가 노랗게 곪아 있는 상태라고 상상하는데, 실제는 그렇지 않다. 노랗게 곪은 염증은 '화농(化膿)'이라 하며 분명히 다르다. 염증이란 쉽게 말해 혈관이 빨갛게 부어 있는 것을 통칭한다.

수영하다가 눈이 충혈 되는 것은 눈에 들어온 균을 씻어내기 위해 많은 백혈구와 림프구가 동원되면서 혈관이 팽창하는 까닭이다. 이때 아프다고 혈관 수축제의 하나인 안약을 잘못 투여했다가는 세균이 빠르게 번식하여 오히려 눈병이 날 수도 있다. 소염제나 항생제를 함부로 쓰는 것은 바람직하지 않다. 간염에 약이나 비방을 금하는 이유도 마찬가지다.

어항 속에 사는 물고기가 죽는 원인은 수질오염 때문이다. 물이 오염되면 그 속에서 사는 물고기의 내장과 체액도 오염된다. 수질오염으로 죽어가는 어항 속 물고기에게 약을 주고 주사를 놓아봤

자 큰 효과가 없듯이, 체액이 오염되어 병든 사람의 간을 수술한다고 해서 건강이 완전히 회복되지는 않는다. 가장 좋은 방법은 더러운 어항 속 물을 갈아주고 오염된 사람의 체액을 신선한 것으로 교체해야 한다.

저는 간입니다

저는 간입니다. 복부 오른쪽 위에 있습니다. 무게는 보통 정상인 체중의 0.02퍼센트, 약 1.2~1.5킬로그램 정도 됩니다. 배 속 단일 장기 중에서 가장 큽니다.

저는 덩치만큼이나 하는 일도 많습니다. 그런데 사람들은 제게 좋다며 약제를 함부로 먹는 경향이 있습니다. 하지만 자칫 저를 괴롭히고 다치게 할 수 있으니 조심해야 합니다.

약은 독입니다. 음식이 되지 못하고 약만 되는 것은 저에게 이물질입니다. 이 원칙을 명심해야 저와 친해질 수 있습니다. 약해진 저를 단번에 회복시키는 약이나 비방은 없습니다. 대부분 외부 바이러스나 잘못된 생활습관으로 질환이 생깁니다. 예방과 생활습관 개선이 저를 건강하게 하는 최선책입니다.

바이러스성 간 질환을 막으려면 출산 시 예방 접종을 하세요. 알코올성 간 질환은 금주하십시오. 비만 또는 당뇨, 고지혈증을 동반하는 비알코올성 간 질환은 식이요법으로 비만 등을 조절하세요.

요즘 제게 좋다고 유행하는 생약재나 진액 등은 조심하시는 게 좋습니다. 그냥 매끼 현미, 채식과 다슬기쑥국, 미역국, 된장국, 콩나물국을 따뜻하게 드시고, 전통적인 식사를 하는 게 가장 좋습니다. 좋은 것을 찾아 먹는 것보다 몸 안에 나쁜 것을 들이지 않는 것이 우선입니다.

탄수화물, 지방, 단백질보다 인체에 윤활유 역할을 하는 효소, 비타민, 미네랄을 섭취하는 것이 훨씬 도움이 됩니다. 간경변으로 진행되지 않았다면 일반인처럼 운동하는 것이 좋습니다. 그러나 과도한 운동이나 스트레스는 피해주십시오.

좋은 물과 누룩으로 만든 천연식초, 메주로 만든 된장, 벌꿀, 동치미 등 효소가 살아 있는 전통 발효식품은 저를 매우 기쁘게 한답니다. 해독 작용을 원활하게 하려면 제겐 2천여 가지 효소가 필요하니까요.

정력, 미모, 좋은 시력, 소화액, 정액, 분비물, 호르몬, 건강장수도 모두 제게서 나옵니다. 신장과 췌장은 제 수하 정도 됩니다. 힘들게 일하는 제게 위로와 격려를 부탁드립니다.

과음, 과식, 과로, 과색 등 저는 과한 것을 싫어합니다. 신경도 소모품인데 왜 자꾸 일을 저지르고 고민하세요. 좀 담백하게 살아주세요. 덜 먹고, 덜 벌고, 덜 다니고, 덜 만나세요.

외국 여행 같은 것을 저는 매우 싫어합니다. 낯선 풍토, 낯선 물, 낯선 음식, 낯선 사람 등. 물론 저는 묵묵히 우직하게 제 역할을 합니다. 제 별명은 '침묵의 장기' 입니다. 조금 아프다고 엄살을 피우지 않습니다. 그 때문에 상당한 손상을 받은 뒤에야 증상이 나타납니다. 그러나 그땐 너무 늦습니다.

저를 한번 확인해주세요

제게 일단 이상이 생기면 문제가 심각해집니다. 좀 이상하다 싶을 때 바로 병원에 가서 확인해야 합니다. 물론 약과 주사가 제 몸을 고쳐준다는 말은 아닙니다. 약과 주사는 비명을 지르게 하는 독입니다. 당연히 좋아하지 않습니다. 그러나 병원에 가서 확인하고 경각심을 느끼며 생활습관을 고쳐달라는 것이지요. "원인을 차단하면 결과는 스스로 다스려진다"는 말은 만고의 진리입니다.

제게 문제가 생겼을 때 나타나는 대표적인 증상은 전신 쇠약감과 막연한 피로입니다. 특히 급성 간 질환에서 흔히 나타나는데, 심한 피로감과 소화불량을 호소하는 사람이 많습니다.

소화가 잘되지 않고 구역질 같은 증상이 나타나므로 자칫 위장 질환으로 오인할 때도 적잖습니다. 소변 색깔이 붉고 진할 때는 급·만성 간 질환을 의심해보세요. 간 질환이 더욱 진행되면 체중 감소, 오른쪽 상복부 통증, 출혈, 부종, 혈변과 토혈, 성욕 감퇴, 메스꺼움, 두드러기 등의 증상이 나타나기도 합니다. 만성 간염 보균자들은 이러한 증세들이 발생하지 않도록 제독, 자연식, 운동을 적극 실행해주시길 당부드립니다.

간을 보호하는 전통식초

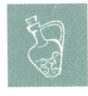 오랜 옛날부터 피로할 때나 음주 전후에 식초를 마셨다. 최근 일본에서는 알코올성 간염을 예방하는 식초 음료가 등장하여 화제가 되고 있다. 그 내용을 알아보자.

식초는 인류 최고의 발효식품으로 누룩균과 함께 유산균과 유기산 등을 함유한 건강식품이다. 식초의 초산균은 직접 간세포에 작용하여 살균, 해독, 이뇨, 합성을 돕고 여러 가지 병을 예방한다.

자연계에는 많은 세균이 존재한다. 공기 중이나 수중, 우리의 손과 몸 안에도 다양한 세균이 살고 있다. 그중 우리 몸에 도움을 주는 것은 유산균을 비롯한 식초의 유기산(초산, 구연산, 사과산, 포도산, 주석산)이다.

우리가 섭취하는 음식물이 체내에 흡수되어 에너지원으로 작용하려면 크레브스 회로라는 생화학적 과정을 거쳐야 하는데, 이때 필요한 물질이 바로 천연식초에 함유된 유기산이다.

만약 생화학적 과정에서 유기산이 부족하면 영양물질이 불완전 연소하여 젖산 같은 피로 물질이 근육이나 뇌 속에 쌓이게 된다. 피로 물질이 축적되면 결국 인체의 화학공장인 간을 손상하고 각종 질병의 원인이 된다.

발효식품에는 식초, 된장, 김치, 간장, 청국장, 고추장 등이 있고 우유에 종균을 넣어 만든 여러 가지 발효 요구르트가 있다. 유산균 식품을 섭취해서 얻는 가장 기본적이고도 큰 효능은 장내 환경을 깨끗이 해주는 것이다.

장 안에는 발암 물질을 만드는 나쁜 균이 있다. 유기산은 발암 물질을 독이 없는 물질로 분해하거나 흡착한다. 장내 환경이 깨끗해지면 암은 물론 그 밖의 병원균에도 쉽게 감염되지 않는다.

식초의 원료인 누룩균과 장내 환경은 밀접한 관계가 있다. 누룩균이 장 안에 좋은 균을 많이 살게 하여 장내 환경을 깨끗하게 함으로써 결과적으로 간도 편안해진다.

간기능을 강화하는 누룩산

식초는 젊어지게 하는 묘약으로, 간장 기능을 활성화하는 등 놀랄 만한 효과가 있다. 식초에 이러한 효능이 있다는 것은 청주 성분을 연구하던 과정에서 밝혀진 사실이다.

찐쌀과 밀누룩, 물을 넣은 독에 청주 효모를 증식시키면 술이 만들어진다. 이것을 일주일 정도 발효시켜 용수로 거른다. 이때 용수 안으로 들어오는 것이 청주이고 용수 밖에 남는 것이 술지게 미다.

천연식초는 이 청주를 초산 발효시킨 것으로, 영양상 유기산과 비타민 C와 같은 역할을 한다고 해도 틀린 말은 아니다. 다만 초산 균은 살균·해독 작용이 강하다. 그렇다면 식초의 어떤 성분이 간 기능을 비롯해 몸 전체를 젊어지게 하는 것일까?

술을 담글 때 사용하는 밀누룩은 밀을 분쇄하여 '누룩균'이라는 곰팡이를 증식시킨 것이다. 밀을 반죽하여 30도 정도를 유지한 채 20일이 지나면 전통 막누룩이 생긴다. 이러한 누룩에서 우리 몸에 중요한 기능을 하는 물질이 차례로 발견되면서 학계의 주목을 받고 있다. 그것은 바로 식초의 누룩이 건강 유지와 노화 방지에 필요한 물질을 만들어낸다는 사실이다. 그 대표적인 것이 '페프치토'다.

페프치토는 쌀이나 청주의 효모균체 속에 있던 단백질이 분해 되어 아미노산으로 변하는 과정에서 만들어지는 물질이다. 효모 균체는 청주 속에서 자기소화가 일어나 단백질을 분해하여 아미노산을 늘려나간다. 연구 결과 청주에 함유된 페프치토는 몸의 세포 강화, 특히 약한 간장을 활성화하는 것으로 밝혀졌다. 식초를 적당량 섭취하면 간장을 튼튼하게 할 수 있다.

누룩균은 페프치토 외에도 여러 가지 흥미로운 물질을 만들어 낸다. 그 대표적인 것 중 하나가 누룩산이다. 이 산은 노화를 막아 주고 젊어지게 하는 효과가 있다. 누룩산은 지구상에서 누룩균만

이 만들어낼 수 있는 특수한 물질이다. 최근에는 발모제나 육모제로도 사용된다. 누룩산의 특수한 환원 작용이 노화로 약해진 두피와 모공을 교정하고 활력을 되찾아주기 때문이다.

누룩산이 원료인 전통식초에는 비타민 B1, B2를 비롯해 중요한 역할을 하는 비타민과 미네랄이 풍부하게 함유되어 있어 간 기능이 약한 사람이나 알코올로 간장이 지나치게 손상된 사람에게 권할 만한 식품이다. 그러나 누룩산이 없는 과일식초는 간장의 해독 기능을 크게 돕지 못하고, 빙초산 합성식초는 오히려 간 기능을 크게 해치므로 유의해야 한다.

누룩 만들기

술, 초, 누룩의 역사

초는 술과 더불어 발달했다. 주객(酒客)이 술잔을 서로 건네는 것을 '수작(酬酌, 酬酢, 酬醋)'이라고 하는데, 이때 '술잔을 건네다'라는 뜻인 작(酢, 醋) 자는 식초를 뜻하는 '초'로도 읽힌다. 초를 의미하는 글자〔酢, 醋〕가 잔을 건넨다는 의미로도 쓰인 것으로 보아 오래전부터 식초가 술과 더불어 일상생활 깊숙이 자리 잡고 있었다는 사실을 짐작할 수 있다.

술은 인류 역사와 함께 탄생했다. 인류가 목축과 농경을 영위하기 이전인 수렵·채취시대에는 과실주가 있었을 것으로 추정된다. 과실이나 벌꿀 같은 당분을 함유한 액체에 공기 중의 효모가 들어가면 자연적으로 발효하여 알코올이 함유된 술이 만들어진다. 원시시대의 술은 어느 나라를 막론하고 모두 그러한 형태였을 것이다.

그러나 최초로 술을 빚은 생명체는 사람이 아닌 원숭이로 알려져 있다. 원숭이가 나뭇가지의 갈라진 틈이나 바위의 움푹 팬 곳에 저장해둔 과실이 발효된 것을 먹고 흥겹게 춤을 추고 노는 것을 보고 인간도 그것을 먹어보고 계속 만들어 먹게 되었다. 이를 원숭이가 빚은 술이라고 해서 '원주(猿酒)'라고 했다.

시대별로 술의 변천사를 살펴보면, 수렵·채취시대에는 과실주를 마셨고 유목시대에는 가축의 젖으로 젖술[乳酒]을 만들었다. 곡물을 원료로 하는 곡주는 농경시대에 들어와서 녹말을 당화시키는 기법이 개발된 후에야 제조가 가능했다. 소주나 위스키 같은 증류주는 가장 후대에 와서 제조된 술이다.

또 하나 고대 주조법의 하나로 '타액으로 만든 술'이 있다. 곡물 등을 입안에 넣고 씹어서 타액의 당화력을 이용해 전분을 당화시킨 후 모아서 발효 과정을 거쳐 술을 생산하는 방법이다.

입안에서 씹는 술은 주로 남태평양의 여러 섬과 중국 연안 및 홋카이도(北海島) 아이누족, 시베리아, 중남미 등 여러 지역에서 시행된 방법인데, 지금도 뉴기니 섬 오지 마을에서는 이 방법으로 술을 만드는 풍습이 있다고 한다. 유사 이전 까마득한 원시시대부터 술은 인간의 희로애락을 제 마음대로 쥐락펴락했다.

그런데 동양, 특히 중국에서 발달한 술 제조 방법은 과즙 당액을 직접 발효시키는 서양의 과일주나 포도주와 달리, '누룩'이라는 곰팡이효소로 전분을 당화시키는 것이다. 자연 상태의 곡류는 알코올 발효를 일으키지 않지만, 일단 곰팡이균으로 전분을 당(糖)으로 바꿔놓고 나면 효모가 발효하기 쉽다. 아마도 식품으로 보존하고 있었던 곡류가 공중의 습기에 의해 곰팡이가 생겨서 당화하고, 그것이 효모에 의해 자연 발효된 데 착안하여 곰팡이에 의한 주조법을 생각해내게 되었을 것이다.

우리나라의 막걸리나 일본의 청주도 곰팡이를 사용하여 만든다. 곰팡이의 힘을 빌려 곡물의 전분을 당화·발효시키는 주조 방식은 중국, 한국, 일본, 동남아시아, 인도네시아까지 널리 분포되어 있다. 습도가 높아 곰팡이가 생기기 쉬운 동양의 기후와 풍토가 독특한 주조법을 탄생시킨 것이다. 동양의 독특한 주조법은 바로 식초를 만드는 초조법(醋造法)과 다름없다.

식초는 '고주(古酒)'라고도 한다. 술이 늙어서 초가 되는 까닭이다. 식초를 만들기 위해서는 먼저 술을 알고, 누룩과 술을 만드는 방법부터 배워야 한다. 필자도 30년 가까이 술을 만들어왔다. 식초 장인은 술 제조에 일가견이 있어야 한다.

- **누룩 만드는 법**

  준비물: 토종 밀, 녹두, 쑥, 솔잎, 생강, 대추, 도라지

  ① 토종 밀에 10퍼센트의 녹두를 첨가하여 거칠게 빻는다(방앗간에 가서 누룩용으로 빻아달라고 하면 됨). 녹두를 넣는 이유는 불포화 지방산인 리놀산과 리놀렌산이 주성분이어서 밀과 영양적인 보완관계인 점도 있지만, 효소가 많아 누룩의 발효가 잘되고 소화력도 좋은 식품이기 때문이다. 옛날부터 '향온곡'이라 하여 녹두를 혼합하여 고급 청주를 빚어왔다.

② 쑥, 솔잎, 생강, 대추, 도라지를 넣고 달인 물을 20퍼센트 정도 밀기울에 혼합한 다음 누룩 틀이나 그릇 같은 것에 보자기를 싸서 눌러 단단히 밟아 누룩의 모양을 만든다. 누룩 반죽이 질면 물기가 많아 술이 붉고 누룩 냄새가 나며, 너무 되직하면 발효가 부족하여 주도(酒度)가 낮아진다. 손으로 꽉 쥐면 엉킬 정도의 되기로 반죽한다.

③ 밟은 누룩을 뒤집어 가면서 이틀 정도 말린 다음 누룩 사이사이에 짚이나 쑥대, 솔잎을 채워 차곡차곡 세워 담요를 덮어 띄운다. 특히 솔잎에는 특유의 정유 물질인 테레빈유가 있어서 활성산소를 제거해주므로 고두밥에도 넣고 누룩에도 싸면 좋다. 적정 온도는 30~35도다.

④ 20일 정도 발효시킨 후 망치로 콩알만 하게 부순다. 부순 가루를 2, 3일간 밤낮으로 이슬을 맞힌다. 햇볕을 쬐고 이슬을 맞히는 이유는 누룩 자체의 나쁜 냄새를 없애 좋은 향의 술을 만들고 곰팡이 등의 잡균을 죽이기 위해서다. 이 과정을 '누룩 법제'라고 한다.

좋은 술이 좋은 식초가 되는 것은 두말할 필요도 없다. 시장에서 판매하는 거의 모든 밀과 누룩은 수입산이다. 수입 밀은 먹이사슬 체계에 어긋나고 장기 보관, 운송 과정에서 농약에 오염될 가능성이 많다. 반면, 토종 밀은 늦가을에 씨를 뿌리고 초여름에 거두므로 농약을 쓰지 않아도 되는 무공해 건강식품이다.

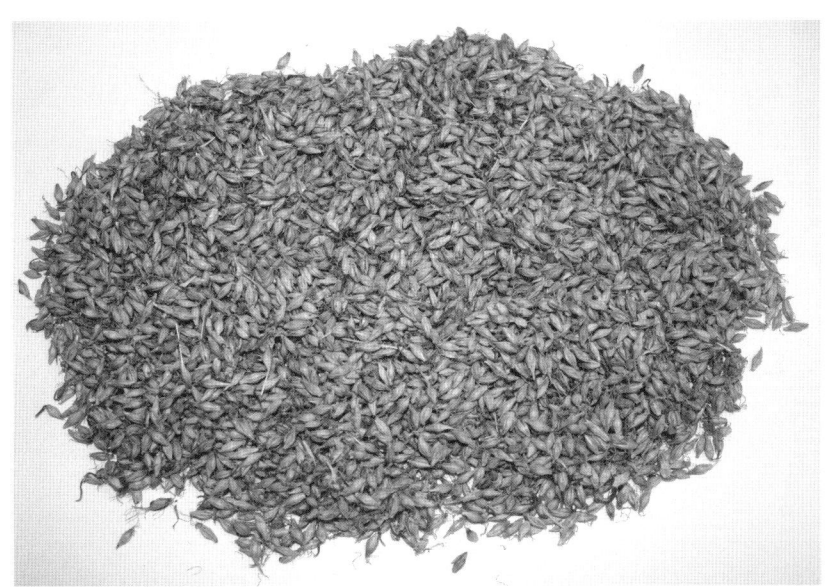

엿기름: 보리에 싹을 틔워 말린 것

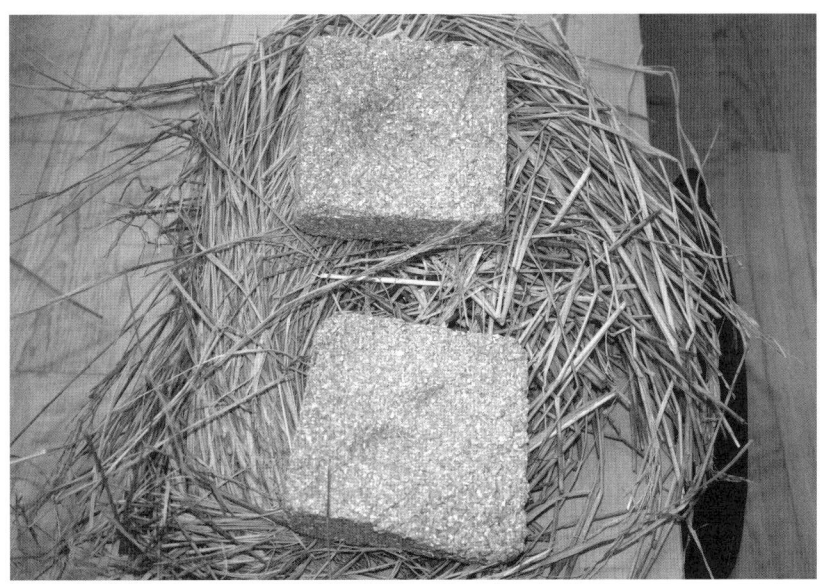

밀누룩: 효소와 효모를 함유한 미생물의 집

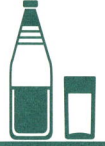# 다슬기 진액 추출법

준비물

큰 가마솥, 다슬기 10kg + 오미자 3kg + 생강 4kg + 도라지 3kg,
생수 100*l* 정도, 절구

세척 과정

① 다슬기를 3시간 정도 깨끗한 물에 담가 해감한다.
② 다슬기를 가볍게 문질러 껍데기 부분의 지저분한 것과 불순물을 가볍게 씻어낸 후 물에 헹군다. 오미자, 생강, 도라지도 깨끗하게 씻어둔다.

분쇄 과정

잘 씻은 다슬기를 절구에 넣어 찧는다. 다슬기 껍데기에도 간에 좋은 물질이 포함되어 있으므로 부수는 정도로만 힘을 가한다.

달이는 과정

① 큰 가마솥에 분쇄한 다슬기 10kg과 오미자 3kg + 생강 4kg + 도라지 3kg을 넣은 후 생수 100*l* 정도를 붓는다.

② 가마솥 뚜껑은 손잡이가 솥 안에 들어가도록 뒤집어서 닫는다.
③ 소나무 장작불이 가장 좋다. 가스불은 차선이다. 물이 끓을 때까지는 센불로 달이고 그 후는 약한 불로 달인다.
④ 솥뚜껑의 오목한 부분에 찬물을 가득 채운다. 가마솥 안의 더운 공기와 바깥의 찬 공기가 솥뚜껑을 경계로 만나 수증기에서 증류수로 변해 손잡이를 타고 다시 솥 안으로 떨어지게 된다. 이렇게 하지 않으면 다량의 물이 수증기로 바뀌어 솥 밖으로 나가게 되고, 다슬기의 성분이 빠져나가 약효가 떨어진다.

가마솥 내의 달이는 물이 줄어들면 처음 달이기 시작할 때 양만큼 되도록 계속해서 보충하고, 솥뚜껑에 남아 있는 물이 뜨겁거나 줄어들어도 수시로 보충한다.

달이는시간

불의 강도에 따라 차이는 있겠지만, 최소한 48시간 이상 달여야 한다. 7~8시간 달이면 다슬기액이 푸른색이 되는데, 48시간 이상 달여 검은색이 되도록 해야 한다.

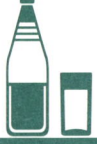 ## 다슬기술 제조법

준비물

현미 3.2kg, 누룩 1.1kg, 엿기름 220g, 생수 6*l*,

다슬기+오미자+생강+도라지 달인 물 2*l*

제조 방법

① 현미 3.2kg을 생수에 16시간 불려 가마솥에 고두밥을 찐다.

② 현미 고두밥을 완전히 식혀서 누룩가루 1.1kg과 엿기름 220g, 생수 6*l*을 넣고, 여기에 다슬기, 오미자, 생강, 도라지 달인 물을 2*l* 넣어 잘 섞는다. 물과 다슬기 달인 물의 합계는 총 8*l*이다.

③ 항아리에 2/3 정도까지 채우고 입구는 거즈로 덮은 다음 고무줄로 동여매고 뚜껑을 덮는다.

④ 봄, 가을에 만드는 것이 가장 좋으며 겨울에는 온돌방에 놓고 항아리 몸통을 담요 등으로 싼다. 가장 적당한 발효온도는 22~25도 정도다.

⑤ 3, 4일이 지나면 술이 발효되기 시작한다. 보통 6, 7일이 지나면 발효가 중단되고 맑은 술이 된다.

다슬기식초를 만드는 술은 맛이나 향보다 영양을 중시하므로 다슬기, 오미자, 생강, 도라지 달인 물을 술 제조 과정에 혼합한다. 현미도 가능하면 메뚜기가 사는 곳에서 재배한 무공해 현미를 사용해야 한다. 물은 술맛과 효능을 좌우하므로 용존산소가 많은 깨끗한 생수를 사용한다. 수돗물을 끓여 사용하면 좋은 식초를 빚을 수 없다.

제대로 빚는 우리나라의 전통식초에는 반드시 엿기름이 들어간다. 엿기름(맥아)은 보리에 적당한 물기를 주어 싹을 틔운 것으로, 함유된 전분 분해효소가 곡물의 당화(糖化)를 촉진한다. 결과적으로 잡균에 의한 오염과 이상 발효를 억제하여 술도 잘되고 맛과 영양도 좋고 숙취가 없어지므로 엿기름가루는 매우 중요하다.

보리는 가을에 씨를 뿌려 추운 겨울 동안 자라고 초여름에 수확하므로 농약을 칠 필요가 없는 무공해식품이다. 일반 작물과는 달리 산성 토질에서는 잘 자라지 못하고 알칼리성 토질에서 잘 자라는 강한 알칼리성 곡물이다. 보리의 싹을 틔우면 현대인의 공해독을 몰아내는 칼슘, 칼륨이 두 배 이상 증가한다.

북한에서는 밀의 싹을 틔워서 엿기름으로 사용하는데, 밀도 보리와 마찬가지로 알칼리성 곡물로, 산성 체질이 많은 현대인에게는 구세주와 같다. 밀로 누룩을 만드는 우리나라의 식초와 쌀로 누룩을 만드는 일본의 식초는 영양적인 균형에서도 현격한 차이가 난다.

현미, 누룩, 엿기름, 다슬기, 오미자, 생강, 도라지 등의 식초 재료에 오염 물질이 있으면 실패하기 쉽다. 다른 재료도 중요하지만, 특히 항아리 소독을 하지 않거나 공기와 수질이 나쁜 것은 결정적인 실패 원인이 된다. 봄부터 가을까지 시골장에 가면 국산 다슬기를 쉽게 구할 수 있다.

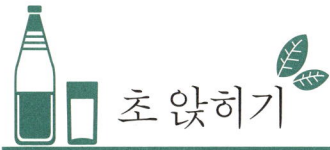
초 앉히기

초 앉히는 방법

① 맑은 술을 용수로 거른다. 술을 걸러 항아리에 담는 것을 '초를 앉힌다'고 한다.

② 항아리 안팎을 깨끗하게 씻고 마른 행주로 물기를 제거한 뒤 짚을 태워 항아리 안을 소독한다.

③ 용수로 걸러낸 술은 초두루미에 담는 것이 가장 좋다. 초두루미는 스스로 숨을 쉬고 온도와 공기의 양을 조절하는 신비한 용기다. 초두루미가 없다면 투박한 항아리에 담는다. 옛날부터 사용하던 윤기가 없는 항아리이면 무난하다.

④ 항아리 입구를 거즈로 씌우고 고무줄로 동여맨 다음 뚜껑을 덮는다. 햇볕과 바람이 잘 통하는 신선한 곳에 둔다. 이리저리 옮기거나 함부로 다루지 않는다. 항아리 표면을 수시로 깨끗하게 닦아 항아리가 숨을 잘 쉬도록 해준다. 맑은 공기가 좋은 식초를 만든다. 공기가 오염된 도심에서는 식초 제조가 거의 불가능하다.

⑤ 일주일마다 식초 항아리 속을 오동나무로 저어준다. 공기 중에 있는 초산균이 식초 표면에 얇은 막을 형성하는데, 이것을 흔들어 초산의 침투를 용이하게 하고 발효를 촉진하기 위해서다.

초를 앉힐 때는 용기의 청결에 신경써야 함은 물론 정성을 다해야 한다. 술맛을 본다고 입술이 닿은 그릇을 다시 독 안에 넣는다든지, 여러 사람의 손을 타서는 안 된다. 그러면 술이 변질되어 뿌옇고 두꺼운 막이 생긴다. 즉 꽃가지가 핀다.

꽃가지 핀 술은 식초를 만들 수 없다. 처음에는 식초가 만들어지는 것 같다가도 결국은 실패하고 만다. 두꺼운 막이 공기 중의 초산균이 침투하는 것을 방해하기 때문이다. 술을 여러 번 썩히면 부패균이 가득하므로 그 집에서는 영원히 식초를 만들 수 없다.

식초는 누룩의 종류나 재료, 공기, 생수, 햇볕, 온도, 숙성연도에 따라 맛과 효능이 달라지지만, 빚는 사람의 신념, 손맛, 건강, 숨결 등에 따라서도 달라진다. 똑같은 재료로 김치를 만들어도 만드는 사람에 따라 맛이 다르지 않은가. 식초는 미생물이라 더욱 민감하다.

우리 조상은 "초맛이 가면 집안이 망할 징조다. 부정한 여인은 식초를 빚을 수 없다. 식초는 빚는 자의 마음을 알고 있다"는 말로 경고했다. 술과 식초는 빚는 사람에 따라 각기 다르다.

반드시
옹기에
담는다

옹기는 그릇 중에서 천연에 가장 가까운 용기로, 인체에 무해·무독하다. 조심해서 사용하면 수십 년에서 수천 년 동안 활용 가치를 지닌다. 옹기 하면 장독이나 김칫독이 떠오른다. 옹기에 담긴 음식은 신선도나 맛이 다른 재질의 그릇에 담긴 것보다 월등히 좋다.

옹기는 고운 흙으로 만든 청자나 백자와 달리 작은 알갱이가 섞여 있는 점토로 만드는데, 가마 속의 불길에 점토가 녹으면서 미세한 구멍이 생긴다. 옹기는 이 미세한 구멍으로 숨을 쉬면서 공기, 미생물, 효모 등의 활동을 조절한다. 그 덕분에 옹기에 담긴 음식이 맛이 좋아진다. 한마디로 옹기는 흙과 불, 바람의 신비한 결정체다.

여름철에 작열하는 태양 아래 있는 옹기는 손도 대지 못할 정도로 뜨겁다. 인체에 가장 유익한 원적외선이 빚는 자의 염원과 더불어 옹기 속 음식에 스며들게 된다.

사계절을
거쳐야
한다

좋은 식초를 만들려면 시간이 걸린다. 최소한 봄, 여름, 가을, 겨울 사계절은 지나야 한다. 1년이 지나면 식초가 만들어지지만, 제대로 완숙된 다슬기흑초를 만들려면 3년 이상이 걸린다. 항아리 뚜껑을 열면 흰 막이 엷게 끼어 있을 때도 있다. 자주 흔들거나 젖은 식초에는 이런 초막이 없다. 초막을 젓가락 등으로 걸으면 또르르 말린다.

천연 현미 다슬기식초는 시중에서 판매하는 식초처럼 쏘는 듯한 맛이 나지 않는다. 다슬기와 약초가 혼합된 미묘한 맛과 향기, 그리고 약간은 구수하고 텁텁한 누룩 냄새가 느껴진다.

식초는 재료의 선택도 중요하지만, 그에 못지않게 초산 발효 과정이 중요하다. 자체 생산된 알코올과 초산이 아닌 다른 어떤 알코올(소주, 양주, 주정)이나 초산(빙초산)이 한 방울이라도 섞여서는 안 된다.

다슬기식초를 마실 때는 꿀과 식초를 1:1로 섞어 물에 4, 5배 희

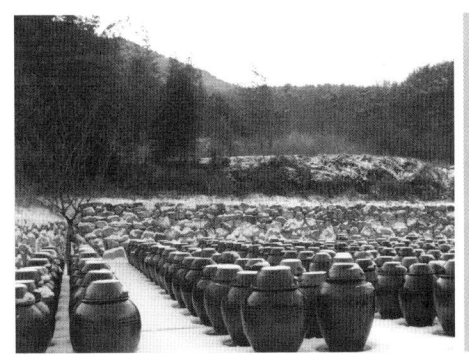

석해서 마신다. 식초와 벌꿀은 절묘한 궁합을 이루는 식품이다. 옛날 내당마님이 대감님께 올리던 꿀물은 식초를 탄 것이었다. 현대의 주부들이 남편에게 숙취용이나 피로회복을 위해 주는 식초 빠진 꿀물은 주인 없는 나그네인 셈이다. 다슬기식초는 만성간염 보균자들에게 생명수와 같다. 특히 눈의 피로에 좋다.

일본의
식초 문화

일본 가고시마에 있는 식초양조장에 견학을 갔다. 그곳에는 천연식초가 이미 천지개벽을 이루고 있었다. 일본 열도에는 '○○식초양조장 10대 사장 ○○○'라고 적힌 명함이 수두룩하다. 어떤 식초양조장에는 항아리가 무려 6만 개가 넘는다.

식초양조장은 일본 전통식품의 자랑거리가 되어 해마다 찾아오는 관광객만 해도 10만 명이나 된다. 식초 생산품 또한 다양하여 천연식초가 혼합된 비누, 치약, 사탕, 비타민, 미네랄 영양제, 숙취 해소용 음료, 초지게미에 글루코사민을 넣어 만든 관절염 치료제까지 있다. 남쪽 바다 가고시마 해변에 끝이 보이지 않을 정도로 많은 항아리를 늘어놓고 뙤약볕에서 전통 방식대로 식초를 빚는 일본인들을 보면서 저력을 느꼈고 존경하지 않을 수 없었다.

항아리에서 자연 숙성하는 식초는 만드는 데 최소 1년 이상, 길면 10년까지 걸리지만, 기계로는 단 20일 만에 수십 톤을 만들 수 있다. 일본에 기계가 없어서 변질도 잘되고 손이 많이 가는 전통

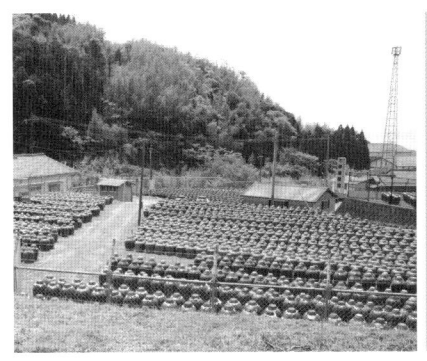

방식을 고수하겠는가? 식초나 된장은 자연 발효된 것과 기계로 급조한 것은 맛과 효능이 분명히 다르다.

우리나라의 주부들은 아직까지 시장에서 판매하는 알코올 양조식초를 많이 사용하지만, 일본 주부들은 30년 전에 이미 알코올 식초를 버리고 자국의 전통식초인 흑초를 사용했다고 한다. 일본의 식초 문화는 우리나라보다 30년 정도 앞서 있는 셈이다. 눈이 핑핑 도는 디지털 시대에 30년이라니 참 기가 막힌 현실이다.

일본의 식초 정보가 홍수처럼 밀려오자 우리나라에도 전통식초 공장이 몇 개 생겨났지만, 얼마 지나지 않아 대부분 문을 닫았다. 물값보다 싼 알코올식초를 먹던 소비자들이 그보다 가격이 10~20배 비싼 천연식초를 외면한 것이다.

1993년, 구관모식초가 언론에 대서특필되고 사람들이 구름처럼 밀려왔을 때 나는 판매할 식초가 떨어져도 기계를 도입해서 단기간에 식초를 만들어내는 변칙은 사용하지 않았다. 그래서 돈을 벌지는 못했지만, 그 덕분에 오늘날 구관모식초는 절대적인 신용을 얻고 우리나라 전통식초의 대표주자가 되었다.

우리나라의 전통식초는 밀로 누룩을 빚고, 현미로 고두밥을 찌고, 뒷산에서 캔 더덕 뿌리나 우물가에서 자란 석류 등을 넣을 뿐 쌀로만 만들지 않는다. 종류도 다양하다. 쑥·생강·감초를 넣으면 쑥초, 솔잎·배·생강·대추를 넣으면 송엽초, 인삼을 넣으면 인삼초, 마늘을 넣으면 마늘초가 된다.

그 반면에 일본 식초는 쌀로 누룩을 만들고 고두밥도 쌀로만 만드는 곡물초가 대부분이다. 즉 곡물과 약초, 과일이 한 항아리 안에서 숙성된 우리나라 식초는 일본 식초와 비교가 되지 않는다. 영양가도 훨씬 많고 풍미도 깊다. 일본 식초는 술을 만드는 과정이 없어 약초를 혼합하기도 적당하지 않다.

만일 다슬기식초가 일본에서 생산된다면 일본인들은 "흑초는 금액으로 매길 수 없을 만큼 가치가 있다"고 탄복할 것이다.

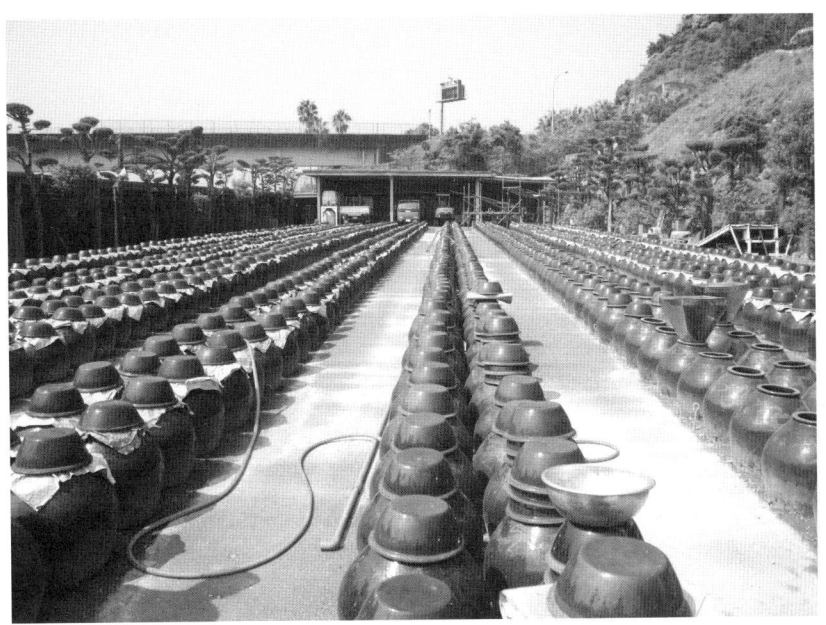

일본 가고시마 흑초 양조장

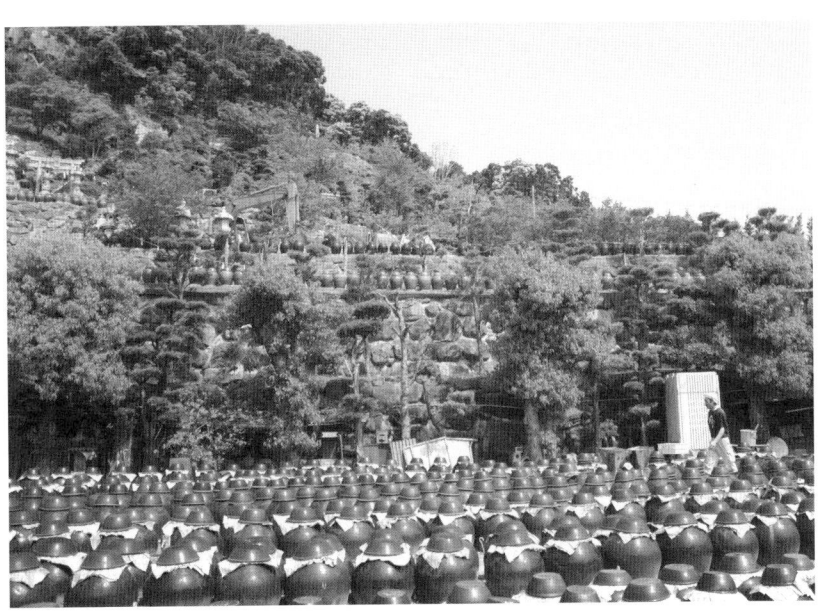

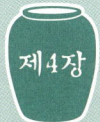

제4장

다슬기식초
발명특허

질병이
복이
된다

  필자도 한때는 각종 염증과 간경변이라는 화를 만나 삶의 희망이 없었다. 그러나 그 모든 병마는 스스로 병을 고칠 수 있는 지혜를 터득하는 계기가 되었다. 인류의 역사 또한 다르지 않다. 화를 극복하려고 노력하는 가운데 인류의 역사가 발달한 것이다. 즉 전화위복이 된 것이다. 우리는 강물을 삼킨 바다처럼 온갖 병마를 극복하여 새로운 인생을 살아야 한다. 자연을 거스르지 않고 산다면 막연하고 어려운 것만은 아니다.

 유난히도 간 질환에 시달리는 사람이 많고, 세계 최고의 간 질환계 사망률을 기록하고 있는 한국인. 우리나라 사람들의 간은 과로, 스트레스, 폭음, 흡연 등으로 혹사당하고 있다. 국내에서 시판되는 간장 약이 무려 2천억 원 규모에 이르는 것만 봐도 한국인의 간 질환 실태를 단적으로 알 수 있다.

 피로하다고 독성이 강한 약을 함부로 복용하는가 하면, 검증되지 않은 약초나 약재를 달인 농축액에 장기간 의존하는 사람들이

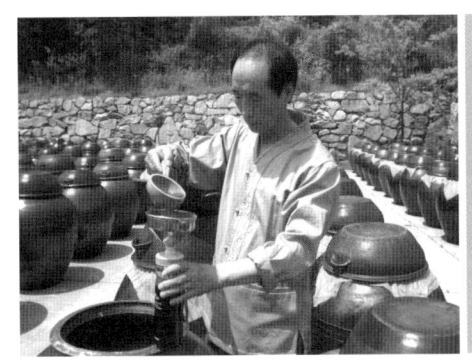

많다. 혹사당하고 있는 간에 더욱 부담을 주고 있는 셈이다.

나는 간 질환 환자들을 구제하기 위해 평생을 연구하다가 다슬기식초를 발명했다. 세상 그 누구도 다슬기를 인공적인 효소제나 첨가제 없이 누룩, 현미, 엿기름, 다슬기, 오미자, 생강, 도라지 등의 약리식품만으로 발효시켜 천연식초로 만든 사람은 없다.

암 환자는 간이 허약하다. 다른 모든 문명병도 인체의 화학공장인 간과 연관되지 않은 것이 없다. 다슬기식초로 전화위복의 계기를 만들어보기 바란다.

발명의 상세한 설명

발명특허 제0393682호

발명자: 구관모
  경남 합천군 율곡면 노양리
  307번지

발명의 명칭: 다슬기를 이용한 천연 양조식초의 제조방법
  (the process of manufacturing natural-brewing-vinegar made use of marsh snail)

　본 발명은 다슬기를 이용한 식초 제조방법에 관한 것이다. 다슬기의 생약 성분을 풍부하게 함유하면서도 뛰어난 기호성을 나타내며, 침전물 석출(析出)의 문제가 없는 등의 이점이 있는 다슬기 생약 성분 함유 양조식초에 관한 것이다.

　상세히 설명하면, 양조식초 제조용 천연원료로 양조식초를 제조할 때의 당화 처리 및 초산 발효 처리의 임의 처리공정을 다슬기의 생약 성분 함유물의 첨가공존 하에 실시하여 얻어진 양조식초라는 점을 특징으로 하는, 다슬기 생약 성분 함유 양조식초에 관한 것이다.

　양조식초 제조용 천연원료를 이용하여 양조법(발효법)에 의해 제조되는 소위 양조식초는 재료의 선택에 따라 조성 비율에 차이는 있다고 하더라도 초산 이외에 유기산, 아미노산 등 유용한 성

분 등이 균형 있게 함유되어 기호성이 좋은 뛰어난 맛을 낸다.

식초 그 자체로서 살균·해독·방부 작용 등을 갖고 있는 것 외에도 피로회복, 고혈압의 예방이나 보건, 자양 등의 견지에서도 뛰어난 천연 조미료 또는 음식물이다.

한편 다슬기는 눈이 어둡거나 간이 나쁜 사람들이 이용했으며, 그 자체로 보건·자양강장의 약리효과를 보이는 유용한 성분을 함유하고 있어 동서양을 막론하고 전제(煎劑), 침제(侵劑), 주제(酒劑) 등에 버금가는 추출 액제나 그 외의 형태로 옛날부터 이용되었다.

본 발명자는 위에서 기술한 양조식초의 유용한 성분과 다슬기, 오미자, 생강, 도라지 등 생약 성분의 양자를 함유하는 새로운 타입의 천연원료 양념 내지 음료를 개발하기 위해 연구해왔다.

그 결과, 양조식초 제조용 천연 원재료로 양조식초를 제조함에 있어 당화 처리 내지 초산 발효 처리의 임의 처리 공정을 다슬기 생약 성분 함유물의 첨가공존 하에 실시함에 따라 유용한 성분을 훼손하지 않으면서도 다슬기 생약 성분을 풍부하게 함유한 새로운 타입의 양조식초를 제공할 수 있는 사실을 발견했다. 따라서 본 발명의 목적은 새로운 타입의 양조식초를 제공함에 있다.

다슬기를 이용한 천연 양조식초 제조 방법

본 발명에서 주재료인 다슬기는 간디스토마, 폐디스토마의 제1 중간숙주로, 암녹색의 구성세포가 인간의 간세포와 비슷하여 황달을 제거하고 간경변이나 간암을 예방·치료하는 제제로 널리 애용되었다.

다슬기에 들어 있는 단백질은 알부민의 원료인 필수 아미노산이므로 간장의 단백질 대사를 주도하고 간세포의 재생에 실로 구원의 밧줄 같은 역할을 한다.

또 오미자와 생강, 도라지는 초산이 발효되는 과정에서 사과산, 호박산, 구연산, 주석산 등의 유기산을 생성한다. 이 유기산은 간장에서 분해할 필요도 없이 장관에서 바로 흡수·대사되므로 혈관 속의 독소를 해소하고 신진대사를 촉진한다. 이렇게 다양한 기능의 재료를 혼합하여 제조한 천연 다슬기 양조식초를 적정량 음용하면 체질과 간 기능을 개선할 수 있다.

소화효소와 유산균의 제왕 천연식초

종래의 식용으로 사용하는 식초 제조 방법으로는 빙초산을 물에 용해해 제조하는 화학식초, 에틸알코올에 초산균을 첨가 발효시켜 제조하는 알코올 양조식초, 현미·과일 등을 자연적으로 초산 발효시키는 천연 양조식초로 구분할 수 있다.

여기에서 화학식초의 경우 식용하게 되면 인체에 유해성이 있는 것으로 알려져 있고, 알코올 양조식초는 식초의 기본요건인 유기산이나 비타민, 미네랄이 부족하여 건강식품이라 할 수 없다. 반면 천연 양조식초는 식초에 함유된 유기산이 체내에 흡수·대사되는 과정에서 인체의 신진대사 기능을 촉진하기 때문에 1만 년 전부터 건강보조식품으로 널리 이용되었다.

그러나 천연식초도 재료나 발효 방법에 따라 식초의 기능과 맛, 향 및 성분이 달라지는데, 본 다슬기식초는 누룩과 현미, 엿기름에 다슬기와 오미자, 생강, 도라지 등의 약초를 혼합해서 다양한 기능을 가진 복합 효소가 되었을 뿐만 아니라, 초산 발효되는 과정이 자연적이어서 그 성분과 효능, 흡수가 매우 뛰어나다.

현재 국내외에서 판매되는 식초는 크게 곡물초와 과일초로 나뉜다. 동물성 식초라고 해도 식초를 제조한 후에 유정란을 녹여 만든 칼슘식초뿐이었다. 그런데 필자가 만든 다슬기식초는 다슬기의 주요 성분인 필수 아미노산과 칼슘, 철분, 레시틴 등의 미네랄을 곡물과 한약재와 혼합하고, 3차에 걸쳐 초산 발효했다. 전 세계적으로 그 유례를 찾아볼 수 없는 독특하고도 획기적인 동물성 발명특허 식초다.

소화효소와 유산균의 제왕 천연식초

다슬기, 오미자, 생강, 도라지, 청정수를 30 : 10 : 10 : 7 : 43의 중량 비율로 달인다. 이렇게 만든 다슬기액, 현미 고두밥, 누룩 가루, 생수를 18 : 30 : 15 : 37의 중량 비율로 전통 항아리에 넣어 뚜껑을 덮은 다음, 25도에서 6~7일간 자연 발효시켜 다슬기술을 빚는다. 이 다슬기술을 전통 옹기와 초두루미에 담아 3년 이상 자연 숙성시킨, 천연 양조식초의 제조방법이다.

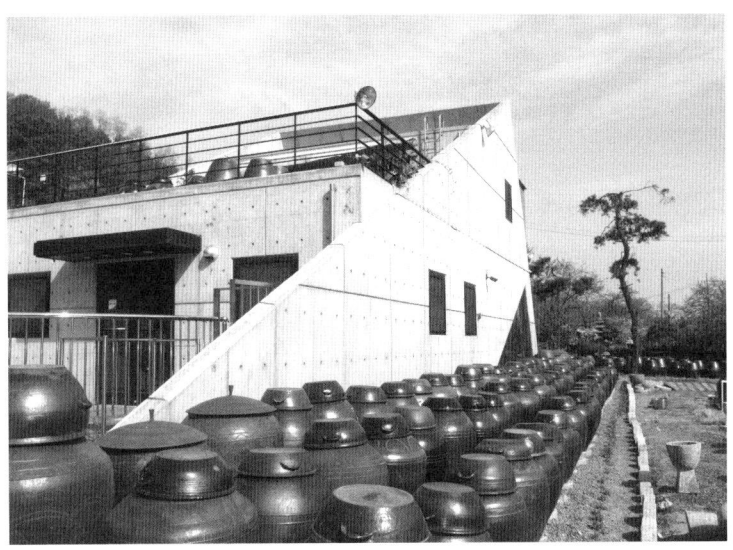

구관모천연식초연구소

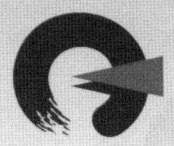

특 허 증

특 허 제 0393682 호 출원번호 제 2001-0006942 호
출원일 2001년 02월 13일
등록일 2003년 07월 23일

발명의명칭 다슬기를 이용한 천연양조식초의 제조방법

특허권자 구관모(　　　　　　)
경남 합천군 율곡면 노양리 307번지

발명자 구관모(　　　　　　)
경남 합천군 율곡면 노양리 307번지

위의 발명은 특허법에 의하여 특허등록원부에 등록되었음을 증명합니다.

2003년 07월 23일

특 허 청

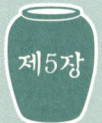

식초의 분류

천연식초는 마셔라

식물은 땅에서 끌어 올린 물과 공기 중의 이산화탄소, 햇빛을 이용하여 포도당을 만든다. 이 포도당은 당 분자가 하나인 단당류인데, 이것이 수백 수천 개씩 결합하여 이당류와 다당류가 되고 식물 곳곳에 저장된다. 사람의 침 또는 엿기름 속에 함유된 '아밀라아제'라는 효소는 식물의 다당류를 이당류나 단당류로 분해하는데, 이를 '당화'라고 한다.

당화 과정을 거친 이당류나 단당류가 누룩이나 효모에 의해 알코올로 발효되면 술이 된다. 그리고 술이 초산균에 의해 다시 한 번 더 발효되면 마침내 탄수화물의 최종 발효 산물인 천연식초가 된다. 이 과정이 탄수화물 대사의 일생이고, 천연식초는 이 모든 과정을 거쳐 정상에 오른 발효식품의 제왕이다.

유럽에서는 포도주를 발효시킨 발사믹식초가 유명하고, 미주에서는 사과를 발효시킨 사과식초, 그리고 우리나라를 포함한 동아시아에서는 곡물을 발효시킨 현미식초가 대표적이다. 과일로

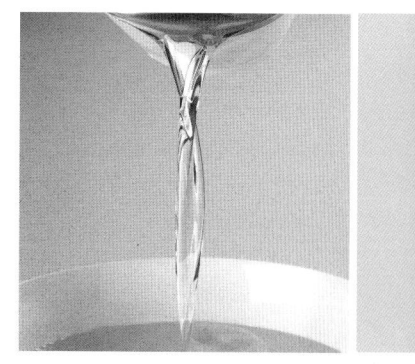

만든 식초는 누룩으로 빚은 곡물초보다 효소의 역가가 떨어진다.

천연식초는 발효 과정에서 온갖 생리활성물질이 생성된다. 식초의 시큼한 맛은 바로 초산에서 나오는데, 발효 과정에서 초산만 형성되는 것은 아니다. 초산 이외에도 구연산, 사과산, 포도산, 주석산 등 60종 이상의 다양한 유기산이 형성되며, 필수 아미노산, 비타민, 미네랄, 그 밖에 아직 밝혀지지 않은 생리 활성 물질도 가득하다.

식초의 또 하나 신비로운 점은 식초 속 유기산들은 산성 물질이지만, 대사에 참여하면 인체를 알칼리화시킨다는 점이다. 인체의 pH는 거의 중성이지만, 스트레스, 과로, 유해음식 섭취 등으로 쉽게 산성화되곤 한다. 체내 환경이 산성화될수록 염증, 종양, 암 등이 잘 생기므로 몸을 알칼리성으로 만드는 식초는 병고의 인생을 백세의 장수자로 인도하는 위대한 안내자다.

다시 한 번 말하지만, 천연식초는 그 자체가 최고의 해독제이고 소염제이며 청혈제다.

  식초는 음식을 조리할 때 고기나 생선에 기생하는 유해 세균을 죽이고, 채소나 과일에 남아 있는 잔류 농약이나 독소까지 제거한다. 그 밖에도 장운동을 활발히 해주며 다른 영양소의 흡수를 돕는다. 그러니 적극적으로 천연식초를 가까이하라.

알코올
양조식초는
피하라

식초가 되는 초산균의 먹이는 바로 알코올이다. 발사믹 식초는 포도주의 알코올, 현미식초는 청주의 알코올이 먹이로 쓰인다. 그렇다면 양조식초는 어떤 알코올을 쓰는 것일까? 바로 '주정'이다. 주정은 최초에 발효된 술을 여러 차례 증류해 얻어낸 순도 99퍼센트 알코올 농축액을 말한다. 이 주정을 희석하여 제조한 것이 알코올식초다.

어쨌든 이 '주정'에 초산균을 넣어 기계로 속성 발효시키면 단 며칠 만에 우리에게 익숙한 식초, 바로 알코올 양조식초를 만들 수 있다. 이렇게 대량 생산된 양조식초도 발효 과정을 거쳤음에는 틀림이 없다. 하지만 순도 99퍼센트의 정제 알코올인 주정에는 발효주에 풍부하게 들어 있는 유기산이나 아미노산, 비타민, 미네랄 등 영양 물질이 없다. 따라서 양조식초는 신맛을 내는 초산성분 외에 천연식초와 아무런 공통점도 없다.

게다가 속성으로 발효하는 과정에서 가열과 냉각을 거치면 자연스러운 발효 과정에서 형성되는 여러 가지 생리 활성 물질이나 효소도 생겨날 수 없을 뿐만 아니라, 향을 내는 화학향료를 첨가하면 더 문제가 있는 식초로 변신한다. 첨가제는 한마디로 간과 신장에 좋지 않은 이물질이다.

앞서 천연식초가 수많은 관문을 통과하고 최고 자리에 오른 살균제와 해독제라면, 정제 주정을 이용해 속성 발효시킨 양조식초는 이 관문들을 다 생략하고 낙하산으로 목적지에 도달한 것이다. 기업이나 공공기관에도 실력 없는 낙하산 인사가 문제가 되듯이 이런 낙하산 식초가 건강에 좋을 리 없다.

인테리어가 화려하고 엄청나게 가격이 비싼 특급호텔이나 일식 횟집에서 일하는 유명한 요리사들은 과연 어떤 식초로 요리를 할까? 제대로 된 식초 하나 선택하지 못하고 알코올이나 빙초산을 사용하는 요리사들을 진정한 요리사라고 해야 할지 의문이 든다. 무조건 알코올 양조식초는 피하라.

빙초산 합성식초는 버려라

빙초산은 석유에서 추출한 화학성분이다. 빙초산에 함유된 아세트산은 주로 비닐의 원료나 매니큐어를 지우는 아세톤, 섬유의 가공 및 염색 용도로 사용한다. 앞에 얼음 빙(氷) 자를 붙이는 이유는 상온에서 빙초산이 얼음 같은 결정으로 존재하기 때문이다.

빙초산 합성식초의 맛을 내기 위해 가미하는 펩톤, 폴리펩티드, 인산, 구연산, 칼륨, 마그네슘, 칼슘, 물엿 등은 우리 몸에 지대한 악영향을 미치는 유해 물질이다. 알레르기나 아토피를 악화하는 주범이기도 하며, 인체의 점막조직에 염증을 일으키고 암을 유발한다.

몇몇 양심적인 음식점을 제외하고는 고깃집, 냉면집, 분식점 등의 테이블에 놓인 식초병은 십중팔구 빙초산을 물에 희석한 것이다. 회를 찍어 먹는 초고추장, 피자와 함께 먹는 피클, 숙취에 좋은 복어탕, 냉면에 넣는 식초, 중국집에서 먹는 알싸한 해파리냉

채, 단무지 등에도 빙초산이 들어가곤 한다. 왜 굳이 몸에 좋지 않은 빙초산을 쓰는 것일까?

이는 빙초산이 상상을 초월할 정도로 싸기 때문이다. 인터넷쇼핑몰을 이용하면 순도 99퍼센트 이상의 빙초산 1리터를 2~3천 원에 구입할 수 있다. 물값보다 싼 가격이다. 보통 요리에 쓰는 식초의 산도는 5퍼센트 정도인데, 빙초산 원액 1리터면 산도 5퍼센트짜리 식초를 20리터나 만들 수 있다. 리터당 100원짜리 식초가 탄생하는 셈이다. 일반 양조식초의 1/10, 천연 발효식초의 1/100밖에 되지 않는 가격이다.

게다가 빙초산은 적은 양만 써도 신맛이 강해서 요리가 깔끔해 보인다. 그에 비해 천연식초는 많은 양을 써야 신맛이 나므로 초무침의 국물이 흥건해지기 일쑤다. 식당에서는 빙초산처럼 칼칼한 신맛이 나지 않으면 손님들이 싫어한다고 한다. 해로운 빙초산이 식당 주인들의 무지와 소비자들의 잘못된 기호로 수명을 지속하고 있으니 답답한 노릇이다.

제대로 만든 천연식초는 비싸긴 해도 오래도록 먹을 수 있다. 1리터짜리 한 병만 사면 1년은 먹을 수 있다. 수십만 원 하는 영양제 구입에는 돈을 아끼지 않으면서 노벨상을 3회나 받은 천하제일의 영양제인 식초에 이렇게 인색해서야 되겠는가!

심지어 가정에서 김밥을 쌀 때 넣는 단무지에도 빙초산이 혼합되어 있으며, 농촌 할머니들은 집에서 식초를 만들 때 초 원료로 빙초산을 넣는다. 슈퍼마켓에도 버젓이 빙초산 원액이 판매되고 있다. 옛날에는 어머니에게 배운 대로 음식을 조리하면 됐다. 그러나 지금은 주부가 자연식에 대한 상식이 없으면 한 집안이 병고에 허덕이게 된다.

천연식초는 노벨상이 입증하는 최고의 과학이며 양념의 제왕이다. 양념의 본딧말은 '약념(藥念)'으로, 제대로 만든 양념은 약이라는 뜻이다. 좋은 양념을 먹으면 내 몸의 신진대사에 신바람을 불어넣고 암을 비롯한 각종 성인병을 떨쳐낼 수 있다. 하지만 해로운 양념을 자꾸 먹으면 대장에 독소가 차서 시궁창에 쥐 모이듯 온갖 병을 불러들인다. 몸도 마음도 축 처지고 우울해진다. 양념이 약일진대 이를 하찮게 생각해서는 절대로 안 된다.

《양념은 약이다》라는 책에 의하면, 식재료가 음식의 몸이라면 양념은 음식의 혈액이다. 혈액이 깨끗하면 건강을 유지하면서 왕성하게 활동할 수 있지만, 혈액이 탁해지거나 오염되면 없던 병도 생기게 마련이다.

마찬가지로 혈액 역할을 하는 양념에 문제가 있다면 아무리 비싸고 질 좋은 유기농 재료를 쓴다 하더라도 건강에 보탬이 되지 않는다. 오히려 그 식재료의 가치를 떨어뜨림은 물론 건강까지 위협할 수 있다. 빙초산 합성식초는 버려라.

식초를
다양하게
섭취하는 법

흑초(黑醋)

흑초란 곡물초, 즉 천연 현미식초가 3년 이상 숙성되어 검은빛이 나는 식초를 말한다. 음식의 양념으로 사용하거나 하루 3회 식후에 소주잔 한 잔 정도를 4~5배의 찬물에 섞어 마시면 된다. 식초는 그 자체가 소화효소로 소화를 촉진하고, 위와 장내 부패균과 헬리코박터균을 죽여 위암, 대장암을 예방한다.

초란(醋卵)

초란이란 식초와 달걀을 혼합하여 만든 음료를 말한다. 초란을 만드는 방법은 다음과 같다. 유정란을 껍질째 깨끗이 씻어 물기를 제거한 다음 6, 7일간 식초에 담가두면 껍질은 식초에 녹아 초산칼슘으로 변하고 달걀의 흰 막은 공처럼 부풀어 오른다. 그러면 흰자와 노른자가 그대로 남는데, 이 막을 제거한 다음 잘 저으면 초란 원액이 만들어진다. 식초에 녹아 있는 초산칼슘은 소화 흡수

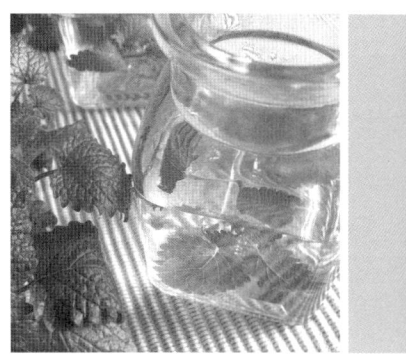

를 돕고 허약체질을 보양해준다.

초밀란(醋蜜卵)

초란에 벌꿀을 혼합하면 식초의 신맛은 줄어들고 벌꿀과 화분의 독특한 맛과 향이 가미되어 맛있는 초밀란이 만들어진다. 의학의 아버지 히포크라테스는 "진화된 생명체일수록 새끼를 위해 많은 영양분을 준비한다. 물고기보다는 개구리, 개구리보다는 조류가 더 많은 영양분을 함유한다. 회복기의 병자에게는 초밀란이 좋다"고 역설했다. 산삼, 녹용, 해구신, 웅담보다 천연식초에 녹아 있는 유정란 한 알이 더 건강에 좋다는 뜻이다.

초산칼슘(초란, 초밀란)이 필요한 사람

① 수유부: 유아의 뼈가 성장하고 튼튼해질수록 그와 비례해 엄마는 칼슘 부족증에 걸려 허리가 아프거나 치아가 약해진다.

②임산부: 임신 6개월부터는 태아가 칼슘을 많이 필요로 하므로 보충해주지 않으면 칼슘 부족이 심해진다.

③갱년기 이후 여성: 여성호르몬이 줄어들면 뼈가 삭으면서 칼슘이 흘러나와 오줌으로 배설된다(만성 요통으로 진행됨).

④노인: 나이가 들면 위액 분비가 줄어들고 위액이 적으면 칼슘이 장에서 흡수되지 못하고 대소변으로 빠져나간다. 약간만 다쳐도 뼈가 부서지고 자주 골절된다.

⑤만성 소화불량인 사람, 위 절제 수술을 받은 사람: 위액 부족으로 칼슘이 흡수되지 못한다.

⑥인스턴트 음식이나 음료를 즐기는 사람: 인스턴트 음식에 많이 함유된 인(P)은 장에서 칼슘을 침전시켜 대소변으로 빠져나가게 한다.

⑦소고기, 돼지고기, 닭고기를 즐기는 육식주의자: 이들 음식에는 칼슘보다 인이 30배나 들어 있어 칼슘의 흡수를 방해한다.

⑧만성 음주자, 흡연자: 알코올은 칼슘 흡수를 방해하고, 술과 담배는 뼈를 파괴하는 독성이 있다.

⑨부신피질호르몬 투여자: 장기간 복용하면 뼈가 파괴되어 유리된 칼슘이 소변으로 배설된다.

⑩고혈압 환자, 당뇨병 환자, 관절염 환자: 항상 칼슘 부족 상태다.

천연 요구르트

우유 200밀리리터에 천연식초 30밀리리터를 넣어 잘 섞으면 식초 속의 유산균이 발효하여 천연 요구르트가 된다. 초밀란을 섞으면 신맛이 완화되고 달콤하며, 맛도 좋고 영양도 풍부하다.

초콩

콩과 식초를 1:3 비율로 섞어 일주일 정도 숙성시킨 뒤에 먹으면 된다. 꿀을 첨가해서 먹어도 좋다. 완성된 초콩은 냉장 보관하여 아침저녁으로 식후에 한 숟가락씩 씹어 먹거나 과일 주스를 만들 때 넣으면 좋다.

다슬기식초

다슬기, 오미자, 생강, 도라지, 옻나무꿀로 빚어서 단순한 식초보다 효능을 극대화했다. 간 기능 저하로 해독되지 않고 몸 안에 쌓인 각종 유해 물질을 몰아낸다. 기름진 음식이나 공해음식을 먹어 속이 불편할 때나 음주 전후에 마시면 간장, 신장에 무리가 덜 가고 숙취 방지에 큰 도움이 된다.

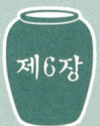

제6장

암을 어떤 시각으로 볼 것인가

암은
잉여 영양분을
먹고 산다

우리 몸에서 일부 세포가 몸 전체의 조화를 무시하고 자기 마음대로 분열·증식해 큰 조직 덩어리를 형성하는 것을 '종양'이라고 한다. 주위 조직을 압박만 하고 침투하지 않는 것을 '양성종양'이라고 하며, 반대로 주위 조직을 파고들어 파괴하는 것을 '악성종양'이라고 한다. 악성종양이 바로 우리가 흔히 말하는 암이다.

암 역시 우리 몸속에 있는 세포이므로 모든 사람이 암에 걸릴 인자를 갖고 있다. 눈에 보이지도 않는 암세포는 1킬로그램이나 되는 덩어리로 커질 때까지 짧게는 몇 개월에서 수십 년 동안 생활습관과 환경에서 오는 영향으로 증식과 쇠퇴를 반복하며 우리 몸속 깊은 곳에 들어앉아 자신의 세력을 키워나간다.

그러다가 어느 시점에서 암이 스스로 제풀에 꺾여 사라질 때도 있고, 반대로 암이 증식하기 알맞은 요인과 결탁하면 급속도로 세력이 커지면서 자각증상을 느끼는 통증이 찾아온다.

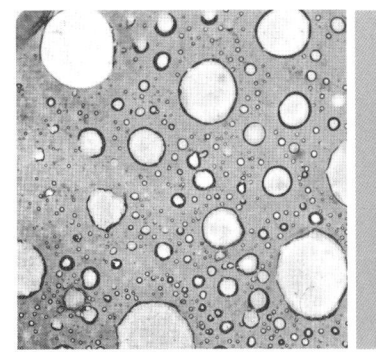

　보통 우리 몸을 이루고 있는 세포는 어느 시점에 가서는 더 이상 성장하지 않는다. 그러나 암세포는 이러한 순환법칙에서 벗어나 무한정 커진다. 오장육부가 다 망가질 때까지, 즉 우리의 생명이 다할 때까지 이들은 증식 활동을 계속한다.

　암세포는 그 자체로는 생체에 100퍼센트 유해한 것이 아니다. 암세포가 전이해도 살아가는 사람들이 그 사실을 단적으로 말해준다. 다만, 오장육부라는 중대한 기관에 전이하여 널리, 뿌리깊이 증식해버린다면 곤란하다.

　암세포가 생체 여러 기관이나 조직의 표피를 완전히 덮어버리면 그들 기관이나 주위 조직 기능에 장애를 준다. 그것이 원인이 되어 여러 가지 합병증이 나타나고 전신 쇠약에 빠져 목숨을 잃게 된다.

　다시 말해서, 암 환자들이 사망하는 대부분 원인은 암 자체가 아니라 암세포의 증식이라는 물리적인 장애로 일어나는 여러 가지 합병증이다. 따라서 중대한 장기에 전이되지 않으면 수술 후 재발하더라도 생존 가능성이 있다. 즉, 암은 한계 안에서 진행만 중단시킬 수 있다면 재발하더라도 결코 때를 놓친 것은 아니라는 말이 된다.

암은 혈액오염으로 오는 전신 질환으로서 국소 부위를 치료하는 것만으로 나을 수 있는 병이 결코 아니다. 내 몸과 무관한 별개의 신생물이 제멋대로 증식하는 것이 아니라, 어디까지나 내 몸의 일부로서 잘못된 섭생과 공해 독의 축적으로 일어나는 혈액 기능의 저하, 적혈구의 병적인 변이에 지나지 않는다.

특징은 육식 등 고단백 영양식을 먹을 때 더욱 빨리 자라고, 반대로 저(低)영양 상태에서는 정상 세포보다 생명력이 약하여 증식이 억제된다. 그러므로 암에 좋다고 소문난 값비싼 보신제를 구해서 먹고 있는 한 문제가 해결되지 않는다.

오히려 단식 같은 기아요법이나 자연적인 현미, 채식, 장내 세균의 균형을 유지하는 유산균인 천연식초, 된장, 동치미 같은 발효식품이 암 치료에 매우 효과적이다. 암세포는 잉여 영양분을 먹고 산다. 값비싸고 좋은 것을 찾아 먹으면 죽고 굶으면 산다.

암은 환경호르몬에서 온다

환경호르몬 물질이 우리 주변에 넘쳐나고 있다. 먹을 것과 입을 것, 주거 공간을 비롯한 거의 모든 생활 영역에 포진해 있어 피하려야 피할 수 없는 상황이다. 환경호르몬이 체내로 유입되는 것은 주로 음식 섭취를 통해서다. 어류나 육류, 채소 등의 섭취로 다이옥신이나 노닐페놀, 비스페놀 A 그리고 엔도설판(맹독성 농약) 같은 각종 환경호르몬이 체내로 들어온다. 현재 우리의 밥상은 유전자 조작식품, 패스트푸드, 식품첨가물, 환경호르몬, 농약 등 환경과 건강을 위협하는 식품들에 무방비로 노출돼 있다.

위험 식품 중 대표적인 것은 유전자 조작 식품(GMO: Genetically Modified Organism)이다. GMO 식품은 각종 질병·아토피·알레르기 유발, 돌연변이 발생, 생태계 교란 등 치명적인 부작용을 일으킨다. 유전자 조작 옥수수를 먹인 닭의 사망률은 두 배 이상 높고, 쥐는 장기가 축소되는 등 동물실험에서 이미 유해성이 속속

드러나고 있다. 수입품, 유전자 조작 식품을 원료로 한 가공식품은 사료에 GMO 표시를 의무화하고 패스트푸드에는 열량, 성분 표시를 해야 한다.

현재 개발된 GMO는 500여 종. 이 중 콩, 옥수수, 감자, 밀, 토마토, 호박, 벼 등 16종은 이미 유통되고 있다. 미국에서 나는 콩과 옥수수의 상당수가 유전자 조작된 것이고, 이들 대부분은 수출 및 사료용으로 판매되고 있다. 우리나라에 수입된 콩, 옥수수 중 절반 정도는 유전자 조작된 것이고, 대부분 식용유나 전분의 원료로 사용되고 있다.

음식물을 담는 용기도 환경호르몬을 옮기는 주요 통로다. 그중 수년 전부터 가장 '요주의 대상'으로 떠오른 것이 플라스틱이다. 플라스틱을 말랑말랑하게 만들기 위해 첨가하는 환경호르몬이 각종 용기에서 음식으로 흘러들어 가기 때문이다.

특히 플라스틱 용기에 뜨거운 음식을 담았을 때 가장 많은 환경호르몬이 검출되는 것으로 확인됐다. 선진국과 같은 환경 기준을 설정해 관리하는 등 대책 마련이 시급하다는 지적이다. 환경호르몬은 사람의 생식계통에 악영향을 끼쳐 인류의 존속 자체를 위협할지도 모른다.

입이나 용기로 유입되는 환경호르몬 외에 최근 국제학계에서 주목하고 있는 환경호르몬은 'PBDE(폴리브롬화디페닐에테르)'라는 화학 물질이다. TV나 컴퓨터 같은 가전제품의 외장재나 카펫 같은 실내용품 등 플라스틱이나 섬유를 원료로 한 각종 제품에 들어 있다.

제품이 불에 잘 타지 않게 하려고 첨가하지만, 호흡을 통해서도 몸속에 들어올 수 있는 것으로 파악되고 있다. 최근에는 컴퓨터 등을 오래 사용하면 본체가 뜨거워지면서 PBDE가 공기 중에 퍼져 나온다는 사실이 국제학회에 보고된 바 있다.

우리는 건강을 위해 육식 및 동물성 단백질을 반드시 먹어야 한다는 선입견을 버려야 한다. 가축에 축적된 농약, 제초제, 유전자 조작 곡물, 화학제, 항생제 등 오염물질이 사람에게 그대로 전달되기 때문이다. 육류는 소화할 때 강산성의 담즙과 발암 물질을 생기게 하고 콜레스테롤 축적으로 동맥경화, 중풍, 심장병 등을 일으키기도 한다.

패스트푸드도 소아비만과 아토피, 당뇨를 유발할 수 있고 엄청난 양의 일회용 포장지 사용은 환경을 파괴하는 원인 중 하나로 지목되고 있다. 패스트푸드 대부분은 동물성 단백질, 지방, 설탕, 화학조미료의 집합체로 당뇨, 고혈압, 동맥경화증 등 성인병 발생에도 악영향을 미친다. 식생활문화를 왜곡하는 주범이기도 하다.

암과 간경변, 뇌졸중을 예방·치료하기 위해서는 잘못된 식습관과 먹을거리 문화를 적극적으로 개선해야 한다. 옛날에는 "사람의 목숨은 하늘에 달렸다(인명재천: 人名在天)"고 했지만, 오늘날은 "먹는 것에 달렸다(인명재식: 人名在食)"고 한다. 인체는 "콩 심은 데 콩 나고 팥 심은 데 팥 난다"는 속담 그대로 만들어진다. 즉 위로 들어오는 음식이 나쁘면 몸 역시 나빠질 수밖에 없다.

식품첨가제가
암을
유발할 수 있다

 2012년, 식약청은 유통 중인 가공식품 607종에 들어가는 화학 합성 감미료인 사카린나트륨, 아스파탐, 소르비톨 등 6개 인공 식품첨가제를 조사한 내용을 발표했다. 그 결과 국내 인구의 약 10퍼센트가 식약청이 규정한 1일 섭취 허용량(체중 10킬로그램 기준 150밀리그램 이하)보다 많이 먹고 있는 것이 밝혀졌다.

식약청에 따르면, 단맛을 내려고 요구르트나 잼, 가공 유제품 등에 쓰는 화학 합성 감미료를 많이 섭취하면 설사나 복통을 일으킬 수 있다고 경고했다. 식약청은 최근 유럽의 암 연구소에서 쥐를 대상으로 실험한 결과 화학 합성 감미료 섭취량이 많을수록 백혈병의 위험이 증가한다고 밝혀지자 국민의 하루 평균 인공 식품첨가제 섭취량을 조사했다.

단맛을 내기 위해 과자나 탄산음료에 많이 첨가하는 '아스파탐'은 2005년에 암을 유발한다는 논란이 일자 유럽의회 일부 의원들은 식품 사용 금지 법안을 내기도 했다. 그 외에도 사탕, 젤리,

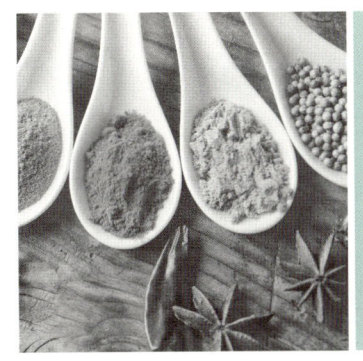

껌, 초콜릿, 비스킷 등에 들어가는 빛깔을 곱게 하는 수많은 인공색소와 햄, 소시지에 혼합하는 방부제인 아질산나트륨은 직·간접으로 소화장애, 아동 집중력결핍, 행동장애, 알레르기를 일으키는 것으로 밝혀졌다.

양념을 생산하는 가공식품 공장에서 국민 건강을 해치는 첨가제를 다량 사용하는 것은 크나큰 문제다. 예를 들면, 어느 가정에서 저녁 메뉴로 재첩국을 끓이고 돼지 불고기와 감자부침을 한다고 가정하자. 흔히 국에 넣는 국간장에는 감미료인 소르비톨과 구아닐산, 이노신산 같은 첨가제가 들어 있다. 부침을 만들 부침가루에는 산도조절제 등이, 불고기 양념에 쓰이는 고추장에는 향미증진제 등 첨가제가 네 가지씩 들어간다.

우리가 언제부터 화학조미료를 넣지 않으면 맛이 없어 못 먹게 되었는지 모르겠다. 요즘은 식당은 말할 것도 없고, 가정에서도 된장국을 끓이거나 김장을 할 때에도 화학조미료를 마구 넣어 우리 민족 고유음식을 오염시키고 있다. 화학조미료는 식품이 아니라 간에 해로운 이물질이다.

출장을 많이 다니는 필자도 소고기나 돼지고기를 넣은 국밥이나 추어탕을 자주 먹는데, 화학조미료를 안 넣는 식당은 찾아보기 어렵다. 선짓국으로 유명한 어느 식당에서는 큰 가마솥에 500그램짜리 화학조미료 한 봉지를 다 붓고 펄펄 끓인 후 플라스틱 바가지로 국을 푸고 있었다.

많은 중년 여성이 그 국을 구입해서 비닐봉지에 담아 갔다. 밖에서는 어쩔 수 없이 화학조미료나 환경호르몬이 함유된 음식을 먹을 수밖에 없다고 하더라도 그런 음식을 집에까지 사 들고 가다니 참으로 빵점 엄마이자 아내가 아닌가.

통조림, 국물 요리, 절임 등에 널리 사용되는 글루탐산나트륨은 MSG로 잘 알려진 화학조미료다. 이것 역시 다량 섭취하면 두통, 무력감, 간경변, 지방간, 생리 이상 등을 일으키므로 가급적 첨가하지 않도록 여러 학자들이 경고하고 있다. 미국에서는 신생아에게 글루탐산나트륨을 쓰지 못하게 제한하고 있다.

반면 국민 건강이니 뭐니 따질 필요도 없고, 미각을 자극해 중독적인 맛으로 돈만 벌면 된다고 생각하는 업자들은 "식품첨가제의 위험이 과장됐다. 첨가제의 유해성은 과학적으로 검증된 사실이 아니다"라고 이구동성으로 합창한다. 아직까지 첨가제로 치명적인 해를 입었다는 사실이 밝혀지지 않은 만큼 그 역기능보다는 순기능을 생각해야 한다는 주장이다. 어떤 소비자시민모임의 팀

장은 궁여지책으로 "첨가제가 필요악이 된 상황이므로 소비자들이 첨가제 함유 여부를 확인해 선택할 수 있도록 모든 첨가제 표시를 철저히 하고, 성분명과 함유량까지 표시하도록 해야 한다"고 외쳤다. 그 후 식품업자들은 대체로 그렇게 시행하고 있다. 거짓 선전에 속는 사람들만 바보가 되는 것이다. 먹어서 나쁘지도 않고 좋을 것도 없는 식품이나 약품은 세상에 존재하지 않는다.

가공식품에 혼합된 온갖 종류의 보존료, 감미료, 화학조미료, 착색제, 발색제, 산화방지제, 표백제, 팽창제, 살균제, 향신료 등은 우리의 건강을 산산조각내는 악마들이다. 이런 것들은 혀를 잠깐 즐겁게 할 뿐 몸속에서 활성산소를 엄청나게 발생시켜 산화작용을 부추긴다. 산화작용이 빨라지면 몸이 빨리 늙고 암세포를 비롯한 각종 질병이 들이닥친다.

천금 같은 자식을 알레르기, 아토피, 뇌신경 쇠약, 염증체질에 시달리게 하려면 현란한 색상에 단맛이 강한 사탕, 탄산음료, 기름에 튀긴 미국산 닭고기, 과자, 소시지, 햄버거 등을 자꾸 먹이면 된다.

다섯 살짜리 여자아이가 혈액암에 걸렸다. 아이들은 잘 걸리지 않는 암이어서 전문가들이 역학조사를 해본 결과, 슈퍼마켓을 운영하는 부모가 너무나 바쁜 나머지 아이에게 밥을 먹이지 않고 계속 빵, 우유, 라면, 과자, 치킨, 콜라 등을 먹였다는 사실을 알게 되었다. 다섯 살짜리 여자아이 몸에 50대 중년 여성의 피가 흐르더라는 것이다. 첨가제에 대한 경각심을 갖기 바란다.

식용유와
설탕은
암의 친구

요즘 젊은 세대들은 한마디로 식용유와 설탕에 빠져 있다. 아이스크림과 튀김 등 평생 먹어도 질리지 않을 듯한 맛 때문이다.

큰 공장에서 쓰는 기름은 경제성을 따져 추출 과정에서 가압 고온 처리를 하는데, 고인화성 유독물질인 '헥산(hexane)'이라는 유기용매를 쓴다. 그래야 많이 짜지고 에너지가 농축되어 사람들의 입에 맞는 좋은 기름이 만들어진다.

이 과정을 거치는 동안 원래 식품 속에 있던 레시틴, 비타민 E, 각종 미네랄 등이 상당량 제거될 뿐만 아니라, 일단 녹아나온 기름은 유기용매와 섞여 있는 상태다. 아무리 기술이 발달했다 해도 두 물질을 완전히 분리하지는 못할 것이다. 현재 우리나라에서는 추출유에 5ppm 이하의 헥산 잔류를 허용하고 있다. 비록 적은 양이지만 오랜 기간 먹게 되면 문제가 생길 수 있다.

농축된 기름은 소화하기 어려울 뿐만 아니라 에너지 과잉을 초

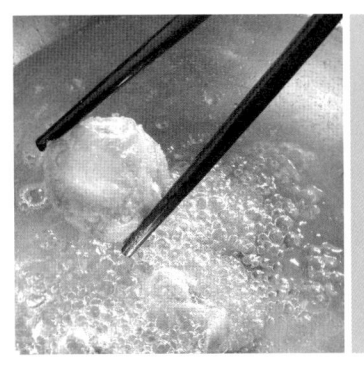

래하며 소화, 흡수, 대사의 모든 과정에 필요한 비타민과 미네랄을 소모한다. 결국 식용유는 내 몸속 어딘가에 저장된 비타민과 미네랄을 빼앗아 와야 한다. 그렇지 않으면 대사가 되지 않고 몸속 어딘가에 축적되고 만다.

이렇게 기름이 저장되어 피부 아래 쌓이면 비만이 되고, 관절에 쌓이면 관절염, 간에 쌓이면 지방간, 혈액에 쌓이면 고지혈증, 혈관에 쌓이면 동맥경화가 된다. 더군다나 기름과 함께 몸속에서 글리코겐으로 저장되는 설탕을 같이 먹으면 인체가 저장할 수 있는 글리코겐의 한계량인 약 500밀리그램을 초과하여 더 이상 저장할 수 없게 된다. 설탕 또한 중성지방 형태로 바뀌어 우리 몸속 어딘가에 계속 축적된다.

축적된 중성지방은 긴 사슬의 포화 지방산으로 전환되어 신장병, 당뇨병, 발기부전을 일으키거나 안구 뒤쪽을 싸고 있는 신경 조직 막에 이상이 생기는 망막증의 원인이 된다. 필수 지방산의 기능을 방해하여 세포 속에 지방 변성을 초래하고, 결국 뼈가 노화되어 만성 요통, 디스크, 관절염 등의 퇴행성 질환을 일으킨다. 빨리 병들고 빨리 죽고 싶으면 식용유와 설탕을 동시에 자주 먹으면 된다.

최근 일본의 한 중학교에서 "법에 걸리지 않고 아내나 남편을 죽이는 두 가지 방법을 논하라"는 시험 문제가 나왔는데, 정답은 "술을 많이 마시게 한다. 기름진 음식을 많이 권한다"였다. 술과 기름진 음식이 건강에 나쁘다는 것을 강조하기 위한 문제였으나, 사회적 파장을 크게 불러일으켰다. 만일 여기서 술과 기름 외에 설탕을 곁들이면 최고점을 받을 수 있는 모범 답안이 될 것이다.

'하얀 손의 악마' 인 설탕은 아드레날린 생산을 네 배까지 증가시킨다. 뇌에서는 18가지 신비로운 성분을 생성해내는데, 그중 대표적인 두 가지가 바로 엔도르핀과 아드레날린이다. 엔도르핀은 많이 웃거나, 노래를 부르거나, 감사하는 마음, 기쁨 등의 긍정적인 감정 상태로 가득할 때 생성되어 흘러나온다. 암균이나 결핵균 같은 것들을 사멸할 뿐 아니라 마취 효과도 있어 엔도르핀이 많이 나오면 무통 효과를 얻을 수 있다.

반대로 아드레날린은 슬퍼하거나 괴로워하며 근심과 걱정에 사로잡히고, 남을 원망하고 시기하며 질투하는 등 부정적인 감정 상태일 때 생성된다. 소화불량이나 불면증, 장기 기능장애, 암 등의 난치병을 일으키는 원인이 된다.

말하자면 설탕은 '아드레날린' 이라는 스트레스 호르몬을 분비하여 싸우지도 않았는데 인체를 마치 '싸움과 도망'이라는 불안정한 상태로 만들어버린다. 식용유와 설탕은 암의 친구다. 자연의 조화를 파괴하고 특정 성분만 강조된 정제된 식품을 먹으면 인간 역시 정제된다는 사실을 알아야 한다.

과식,
냉증이
암을 부른다

인류 300만 년의 역사 가운데 겨우 100년(우리나라는 약 40년)을 제외하면 사람들은 줄곧 기아 상태에서 살아왔다. 빙하기, 흉년, 전쟁 등으로 항상 식량이 부족해서 굶주릴 수밖에 없었다. 그 덕분에 우리 몸은 굶주림에 대처하는 방법을 잘 알고 있다.

그러나 요즘처럼 음식을 마음껏 먹을 수 있는 시대에는 남아도는 영양분이 몸 안의 세포에 들러붙어 대사를 방해하고 암, 동맥경화, 당뇨, 통풍 등과 같은 성인병을 불러온다. 과식했을 때 잠이 오는 것은 소화활동으로 혈액이 위장으로 많이 모여들면서 뇌로 가는 양이 부족해지기 때문이다. 그뿐만 아니라 근육을 비롯해 다른 장기로 가야 할 혈액이 상대적으로 부족해지고 체열이 충분히 생산되지 않아 체온이 떨어진다.

과식은 체온을 떨어뜨림과 동시에 내장에 무리한 노동을 강요하여 갖가지 병을 일으키는 중요한 원인이다. 비만하고 식은땀을

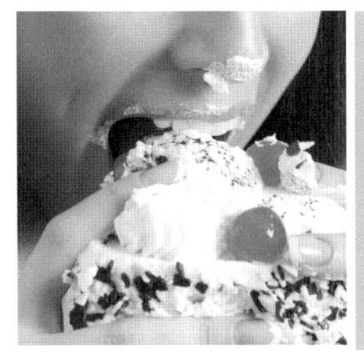

잘 흘리는 어린아이의 체온은 정상 체질인 어린아이에 비해 상대적으로 낮다.

　일반적으로 열대 식물은 몸을 차게 한다. 예를 들면 따뜻한 환경에서 자란 바나나, 파인애플, 감귤, 레몬, 멜론 같은 과일이다. 토마토, 오이 등과 같은 채소도 몸을 차게 한다. 카레나 커피 등도 따뜻한 곳에서 자라므로 역시 몸을 차게 한다. 또 맥주나 위스키처럼 수분이 많은 알코올 역시 몸을 식히는 작용을 한다. 이런 음식을 마구 먹으면 우리 몸에 변화가 생기는 것은 어찌 보면 당연하다.

　우리는 수천 년 동안 이 땅에서 나고 자라고 길들었다. 그런데 너무 쉽게 이질적인 풍토에서 생산된 음식물과 육식을 받아들이고 있다. 따라서 체온이 떨어지고 갖가지 병과 암이 생기는 것은 필연적인 결과라 할 수 있다.

　특히 산업혁명 이후 사회가 풍요로워지면서 검은 빵은 흰 빵으로, 현미는 백미로, 흑설탕은 백설탕으로 바뀌어 식탁에 오르고 있다. 식물의 섬유소를 깎아내어 '소화가 잘되는 음식물'을 먹게 되었으며, 그 결과 과식을 초래하게 되었다. 또 고기, 우유, 버터, 마요네즈, 크림 등 동물성 식품 섭취도 늘었는데, 이러한 음식도 소화하기 어려워 체온을 떨어지게 한다.

인간은 붉은색(아기 몸은 붉다)으로 태어나 흰색(노인의 머리는 희다)으로 죽는다. 아기는 적혈구가 많고 체열도 높아서 몸이 붉지만, 나이가 들어가면서 조금씩 몸이 식어가고 피부도 희게 변한다. 노년이 되면 백발과 백내장 등 흰색 징후가 나타난다. 즉 흰색은 차가운 색이다. 냉성인 사람의 얼굴이 창백한 것을 보아도 분명한 사실이다.

한 방울의 혈액 속에는 적혈구 약 400만 개, 백혈구 4천~8천 개, 혈소판 20~30만 개가 들어 있다. 적혈구가 압도적으로 많아 혈액은 붉지만, 백혈병에 걸리면 백혈구가 늘어나고 적혈구가 줄어들어 빈혈이 된다.

지금은 진단 기술이 발달해서 그런 일이 없지만, 약 50년 전까지는 백혈구 수가 약 100만 개 이상까지 증식하면서 적혈구가 극단적으로 줄어들어 혈액이 희게 보였다. 그래서 '백혈병'이라는 이름이 붙었다.

우유 등 흰 음식은 몸을 차게 하는 성질이 있으므로 체열이 높은 아기에게 좋다. 나이를 먹어 백발이 되거나 몸이 차가워진 노인이 우유를 마시면 설사를 하게 된다. 우유뿐 아니라 백설탕, 화학조미료, 흰 빵 등도 백혈병 등 냉성 질병을 유발할 가능성이 있다. 그러나 우리 땅에서 생산된 제철 전통음식을 가공하지 않고 먹고 운동하면 체온이 올라가 암은 완전하게 예방된다.

암은 잘못된 생활습관에서 온다

소위 잘나가는 현대인일수록 수면 시간이 짧아지고 있다. 그런데 인체는 깨어 있는 동안에는 유용한 성분을 소모하고 고장 내고 흐트러지게 하여 건강을 악화시킨다. 그리고 잠자는 동안에 그것을 다시 보수하고 개선하고 쓸모없는 것들을 치워 없애고 정리하여 원상태로 환원한다. 특히 면역 기능을 보강해놓는다. 인간뿐만 아니라 모든 생물에게 수면이 절실한 욕구가 되는 이유다.

옛날에는 밤 12시가 되면 귀신이 나와 잡아간다며 무서워하여 반드시 자야 하는 것으로 생각했다. 하지만 요즘 사람들은 "무슨 귀신 씨나락 까먹는 소리냐?"고 콧방귀를 뀌면서 자정은 예사이고 새벽 한두 시가 넘도록 자지 않는 등 매우 불규칙한 수면을 반복한다. 그런데 실은 자정이 넘도록 깨어 있으면 정말로 귀신이 생명을 조금씩조금씩 앗아간다. 생명을 다 잡아가고 나면 그때 암에 걸린다. 요즘 사람들은 이런 사실을 모른다.

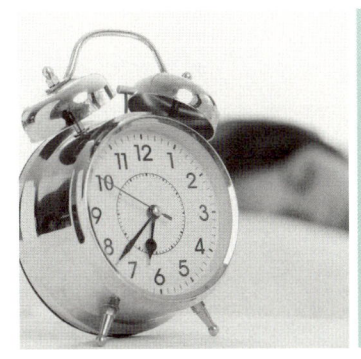

　암의 확산을 부추기는 또 다른 요인은 문명사회의 생활변화에 따른 면역방어 능력 저하를 지적하지 않을 수 없다. 전통적인 의식주 생활과 가치관이 차차 변하면서 우리의 삶은 예전과 너무도 달라져버렸다. 불규칙한 일상의 반복으로 과중한 스트레스, 과음, 과식, 과로, 편식, 매식, 흡연, 약물 오남용, 공해 그리고 지나친 기호식품 섭취와 불규칙한 식사, 그것도 부족하여 걸핏하면 밥을 거르는 식습관 등이 체력에 과중한 부담을 주고 면역 기능을 떨어뜨려 암 발생을 부추기고 있다.

　우리나라 중년 남성에게 가장 많은 위암, 간암, 췌장암 등은 술을 마시는 사람이 마시지 않는 사람에 비해 수십에서 수백 퍼센트 이상 발생할 가능성이 높다. 기관지암, 폐암, 후두암, 전립선암, 구강암 등도 흡연자가 비흡연 인구에 비해 수십 또는 수백 퍼센트의 높은 발암률을 보이고 있다. 암은 잘못된 생활습관에 대한 통렬한 반격이다.

암은
신경의 긴장에서
온다

암 발생에는 여러 가지 복합요인이 작용하지만, 그중에서도 심리적인 갈등으로 생기는 신경의 연속된 긴장이 큰 몫을 차지한다. 우리나라에 스트레스가 주도하는 위암, 대장암 환자가 이토록 많은 것은 우리 사회처럼 경쟁이 치열하고 예측불허인 사회도 찾아보기 어렵기 때문이다. 공연히 암 노이로제에 걸려 지레 겁을 먹고 병원을 드나들다가 결국 잠재의식이 부정적 암시를 받아 암을 자초하는 사람도 많다.

잘 알다시피 자율신경에는 낮에 활동하는 교감신경과 휴식과 수면을 주도하는 부교감신경이 있다. 이 두 신경의 상호작용으로 우리는 건강하게 일하고 휴식하면서 삶의 균형을 잡고 활기찬 인생 가도를 달린다. 일할 때는 교감신경이 긴장하므로 맥이 빨라지고 혈압이 상승하며 혈당이 높아진다. 점점 심해지면 혈관이 수축하며 피의 흐름이 나빠진다. 이런 상태가 계속되면 백혈구의 식균력이 감퇴하여 면역력이 약해진다.

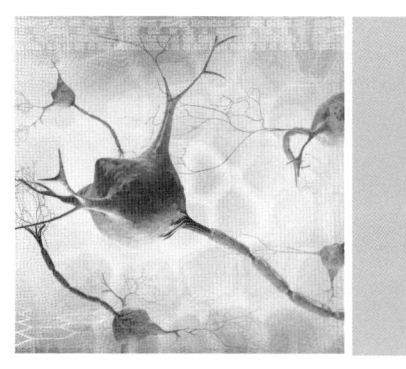

그런가 하면 암은 놀라우리만치 주인의 속성을 닮는다. 타인에게 피해를 주는 것은 말할 것도 없거니와 받지도 주지도 않는 자기만의 삶을 살아갈 때는 암도 끈질기게 집착한다. 베풀며 살아야 한다. 정당하게 번 돈이라도 자신만을 위해 움켜쥐고 사는 모습은 추하다.

필자는 수십 년간 자연의학을 연구하고 식초요법을 보급하면서 수많은 암 환자와 간장병 환자들을 만났는데, 그들은 대체로 건강에 대한 확신이 부족해서 의심이 많고 남의 말에 현혹되는 경향이 있었다. 외골수일 뿐 아니라 아집과 자만이 강하며, 모욕을 당하거나 손해를 보면 두고두고 마음에 담아두고 곱씹는 내성적인 성격이 많았다.

열심히 일했으면 신나게 놀기도 해야 한다. 나잇값 하려고 무게 잡을 생각은 하지 마라. 무게 잡고 살다 보면 빨리 늙고 빨리 허물어진다. 그러면 괜히 억울한 마음에 보상심리가 생겨 자신도 모르게 촌스러운 도덕주의자나 심통 사나운 권위주의자가 되기 쉽다.

아무리 나이를 먹더라도 마음만은 계속 호기심 많은 '철부지' 상태로 머물도록 애써야 한다. 암세포는 침체되고 발산할 줄 모르는 근엄한 권위주의자들과 목적을 위해서라면 수단과 방법을 가리지 않는 집요한 성품을 지닌 자들을 매우 좋아한다.

암은
어혈에서
오는 병

사람이 병에 걸리는 가장 큰 원인은 피가 깨끗하지 않기 때문이다. 평소에 피가 나빠지지 않도록 생활한 사람들은 일생을 건강하게 살고, 반대로 피가 더러워져 병에 걸릴 수밖에 없는 생활을 한 사람은 건강하지 못한 삶을 산다.

피가 나빠져서 생기는 질환은 크게 대사성 질환과 자가면역 질환으로 나뉜다. 대사성 질환은 피가 나빠서 신진대사가 제대로 되지 않아 생기는 비만, 당뇨병, 고혈압, 신장병, 간경화, 암 등이고, 자가면역 질환은 나쁜 피의 긴장 상태가 오래되어 나타나는 파킨슨병, 류머티스성 관절염, 강직성 척추염, 전신 홍반, 낭창 같은 병이다. 비만과 고지혈증, 지방간, 만성피로는 자각증세가 강하든 약하든 이미 이런 질병들이 진행되고 있는 상태다.

우리 몸에 퍼져 있는 혈관은 그 길이가 지구를 두 바퀴 반이나 돌 수 있을 정도로 길다. 혈관은 산소와 영양 공급, 노폐물 수송로 역할을 하는데 어느 한 군데만 막혀도 심각한 질병을 일으킨다.

피가 더러워지고 움직이는 힘이 약해져 잘 돌지 않고 부족해지는 원인은 무엇일까? 그것은 바로 분수에 지나친 마음과 나쁜 공기, 음식, 운동 부족이다.

마음은 피의 영향 인자가 되며, 공기, 물, 음식은 피의 원료 인자가 되고, 운동은 피의 순환 인자가 된다.

일단 피가 한 번 나빠지면 피를 통해 만들어지는 세포 그리고 세포가 모인 조직, 조직이 모인 기관, 기관이 모인 우리 육체는 연쇄적으로 제 기능을 상실하고 병에 걸린다. 나빠진 피를 좋게 하려면 앞서 말한 피의 세 가지 구성 요인이 제대로 갖춰져야 한다.

좋은 공기, 물, 음식으로 피를 이루는 좋은 원료가 만들어졌다고 해도 분노하고 좌절하는 생활로 영향 인자가 오염되어버리면 좋은 피가 되지 못한다. 마찬가지로 아무리 좋은 공기를 마시고 좋은 물과 음식을 먹고 마음 편히 살아도 피의 순환 인자를 무시한 채 손가락 하나 움직이기 싫어하면 결코 피가 좋아질 리 없다. 아무리 좋은 피라도 몸 전체를 돌지 않으면 아무런 소용이 없기 때문이다.

혈액 안의 백혈구는 병원균으로 생긴 각종 감염증을 치료한다. 현대의학은 NK세포, 매크로퍼지, T림프구 같은 백혈구가 암을 예방한다고 밝히고 있다. 즉 백혈구를 포함하고 있는 혈액이 면역력의 주역이다. 자연의학에서는 혈액이 더러워진 상태를 '어혈(瘀血)'이라 한다. 어(瘀)는 '머물다'라는 뜻이므로 어혈은 본래 피의 흐름이 나빠서 피가 머물러 있는 상태를 말한다.

강물이 흐르지 않으면 썩듯이 피가 잘 흐르지 않으면 노폐물과 유독물이 쌓여 어혈이 된다. 어혈이 많아지면 인체는 당연히 더러운 피를 배설하고 혈액을 깨끗하게 하려는 극단의 조치를 한다. 즉 사혈(瀉血)한다. 폐암은 각혈하게 되고, 위암이나 대장암은 혈변, 방광암이나 신장암은 혈뇨를 보고, 자궁암은 하혈하게 된다.

그렇다면 암은 반드시 죽여 없애야 할 원수인가? 아니다. 사실 암은 피가 썩는 위급한 패혈증(敗血症)을 해소하기 위한 정화 장치이며, 출혈은 더러운 피를 내보내어 조금이라도 혈액을 깨끗하게 하려는 마지막 시도다.

암 환자들은 인체가 자신의 생명 그 자체인 피를 버리면서까지 육신을 살리려고 몸부림치고 있는데, 육체적인 원리를 무시하고 너무 정신적인 가치에만 몰입해 있는 것은 아닌지 뒤돌아보라. 육체에 대립하는 영혼이나 마음이라는 것도 사실은 한정된 육체 안에 갇힌 가련한 존재다.

나빠진 피를 당장에 좋은 피로 바꾸어 암을 치료하는 특효약은 세상에 없다. 암을 잘 고치는 천하 명의 또한 허상이다. 암은 결과다. 뉘우쳐야 한다. 다시는 악습을 반복하지 않겠노라고 맹세하라. 원인을 차단하면 결과는 스스로 다스려진다.

오래 씹어야
암에 걸리지
않는다

거친 음식을 적게 먹고 오래 씹으라. 건강한 장수를 위한 매우 중요한 수칙이다. 씹는 행위는 종합 운동이며 기초 운동이다. 걷기가 모든 장기의 운동을 촉진·활성화하는 것과 같은 원리다.

씹는 행위는 안면근육뿐 아니라 두개골, 얼굴뼈에도 자극이 전달된다. 그러면 눈, 코, 입에서 분비물이 나오면서 메마른 세포를 촉촉하게 하고 얼굴에 화색이 돌기 시작한다. 입안 침샘에서는 침이 고인다.

사람에게 침을 뱉는 것은 상대를 가장 무시하거나 멸시하고 천대하는 행위로 알려져 있다. 더러운 것을 보았을 때나 부정한 장면을 목격하면 침을 뱉기도 한다. 침이 이렇게 부정적인 것으로 비치는 예는 얼마든지 쉽게 찾을 수 있다. 남이 침을 뱉은 음식을 아무렇지 않게 먹을 수 있는 사람은 없을 것이다.

하지만 침 이상으로 깨끗하고 고귀하고 큰 힘을 지닌 체액은 드

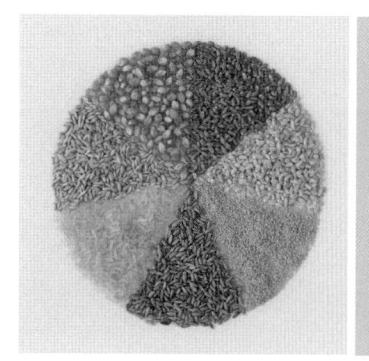

물다. 침은 정액이나 호르몬과 마찬가지로 에너지가 액화한 것이다. 동의(東醫)나 선도(仙道)에서는 옥액(玉液), 영액(靈液), 신수(神水), 옥잠(玉簪), 진액(津液) 등의 존칭을 붙일 정도로 침을 귀중하게 여긴다. 수시로 옥액을 입안에 채워 세 번씩 나눠 삼키면 무병장수한다든가, 영액으로 입안을 헹구어 넘기면 오장을 윤택하게 할 뿐만 아니라 뇌를 보강한다는 등 그 효과를 예찬한 내용이 문헌 곳곳에 나타난다.

일본 도시샤대학의 니시오카 교수가 발암 물질에 침을 섞어 그 효과를 조사한 결과, 거의 30초 후에는 발암 물질의 독성이 80~100퍼센트 소멸한다는 사실을 알아냈다. 니시오카 교수는 식품첨가물, 농약, 유독성 곰팡이 등 우리가 무심히 먹는 유해 물질에 대해서도 같은 실험을 해보았다. 결과는 마찬가지였다.

침 속에는 효소의 일종인 페루오키시타제가 포함되어 있어 소화에 도움이 된다는 것을 아는 정도의 정보를 뛰어넘어 아주 간단한 방법으로 의외의 효과가 있다는 사실을 발견한 것이다. 침은 이름 그대로 옥액이요, 신수다. 동양에서 체험으로 알던 사실을 과학이 증명해준 셈이다.

침에는 노화를 방지하는 '파로틴'이라는 호르몬도 나온다. 침에서 나오는 젊어지는 약 파로틴을 추출한 오카다 박사는 인간이 노화하는 이유를 타액선의 호르몬 결핍이라고 말했다. 가까운 예로 어린아이와 노인을 비교해보면 쉽게 알 수 있듯이 나이가 들수록 침 분비량이 감소한다. 또 정신적으로나 육체적으로 피로가 심할 때 흔히 입안이 마른다. 침은 애써 분비를 촉진하지 않는 한 나이가 들어갈수록 분비량이 줄어든다.

딱딱한 현미, 보리, 콩, 깨, 팥, 생감자, 생고구마, 옥수수 등 거친 음식을 씹어서 침이 많이 나오도록 해야 한다. 채소와 과일도 즙으로 마시지 않고 씹어 먹는 것이 암을 예방하는 방법이다.

암세포는 열에 약하다

　인체의 모든 화학 반응은 평균 체온인 36.5도를 기준으로 일어난다. 그 온도보다 몸이 식으면 대사활동이 억제되므로 중간대사 산물, 이른바 불연소물이 남아서 배설 장기인 신장, 대장, 땀샘, 폐 등의 기능도 떨어뜨려 배뇨, 배변, 발한, 호흡 등의 배설 작용을 매끄럽지 않게 한다. 쉬운 예로 감기에 걸리면 체온이 떨어져 대사활동이 억제되므로 이를 원래대로 돌리기 위해 몸에서 열이 난다.

　뇌, 간, 위장, 자궁 등 인체 어디에서나 암이 발생하지만, 심장과 비장에 생긴다는 말은 들어본 적이 없다. 심장은 24시간 쉴 새 없이 움직이는 심근 활동으로 열을 생산하고, 비장은 따뜻한 색인 붉은색으로 된 적혈구가 모여 있는 곳으로 온도가 매우 높다. 이로써 암세포가 열에 약하다는 사실을 보여준다.

　암이라는 현상을 우주와 관련해 보면 재미있는 사실을 발견할 수 있다. 인간 역시 우주 속에서 태어난 한 생명체이므로 우주의 여러 현상과 생명 현상은 매우 비슷하다. 지구상의 물체는 대체로 차가워지면 딱딱해지고 따뜻해지면 부드러워진다. 예를 들어 물을 차게 하면 얼음이 되고 추운 곳에서는 손도 딱딱해진다. 이런 관점에서 보면 아주 딱딱한 종양인 암은 추위와 연관이 있다.

암(癌)이라는 글자는 '바위 암(岩)'이 들어간 모양으로, 문자 그대로 '바위처럼 딱딱한 병'이라는 뜻이다. 유방암이나 피부암, 간암 등이 생긴 부위는 아주 단단하다. 때로는 뼈나 치아처럼 단단하게 느껴질 때도 있다.

암이 냉기에서 비롯되는 병이라는 증거는 다음과 같다. 신진대사를 맡은 호르몬을 분비하는 갑상샘이 지나치게 활동하여 생기는 '바제도'라는 병은 신진대사가 너무 잘되어 아무리 먹어도 배가 고프고 목이 마르게 한다. 발열이 계속되고, 초조감, 손 떨림, 불면증이 나타나며 더 진행되면 눈까지 튀어나온다.

하지만 바제도병 환자가 암에 걸릴 확률은 병에 걸리지 않은 사람의 1,000분의 1 이하다. 그 이유는 발열이 암을 예방해주기 때문이라고 생각한다. 옛날부터 서인도에서는 암이나 매독에 걸린 원주민에게 일부러 말라리아나 장티푸스를 감염시켜 열이 나게 함으로써 치료했다는 기록이 있다.

유럽에서는 스위스의 빌햐벤나 병원이 1897년부터 자연식을 비롯해 침구, 수압요법, 림프마사지 등 자연요법으로 수많은 난치병 환자를 치료한 것으로 매우 유명하다. 이 병원에서는 암 환자를 48도 전후의 뜨거운 물을 채운 욕조에 들어가게 한다. 즉 발열요법을 이용하는 것이다.

　암세포가 열에 약하다는 것에 관해서는 독일의 의학박사 부시가 1866년, "단독(丹毒; 헌데나 다친 곳으로 연쇄상구균이 들어가 생기는 급성 전염병)과 기타 고열을 동반하는 병에 걸리면 낫는 암 환자가 있다"는 사실을 논문으로 발표했다.

　1900년대 초, 뉴욕기념병원 정형외과의 콜리 박사는 '발열과 암 치료'에 관한 연구 끝에 "수술이 불가능한 암 환자로서 단독에 감염된 38명 중 20명이 완전히 치유되었다"는 사실을 발견했다. 그 후 박사는 연쇄상구균에서 추출한 혼합 독소를 수술이 불가능한 암 환자 312명에게 투여해 발열되게 하여 124명을 완치시키는 놀라운 성과를 거두었다. 이렇게 암이라는 딱딱한 혹 덩어리는 뜨겁게 했을 때 자연 치료될 확률이 높다.

　우리 몸은 신경을 쓰거나 스트레스를 받으면 긴장하게 되고 긴장하면 굳어진다. 특히 등 쪽이 많이 굳는다. 등을 풀어주는 것이 곧 피로를 푸는 일이다. 긴장을 완화하고 굳은 몸을 풀어주는 데는 불이 효과적이다. 장작으로 뜨겁게 달군 구들장에 1시간 정도 등을 대고 누워 있으면 피로와 긴장이 풀린다.

　온돌은 몸에 좋은 돌과 불이 찰떡궁합으로 결합하여 상승 효과를 내는 한민족의 대단한 발명품이다. 배만 부르면 소용없다. 등이 뜨거워야 제대로 살 수 있다. 따라서 건강이 나쁜 사람은 바로 굶고 바로 먹고 바로 운동하고 온돌, 황토방, 찜질방에서 열을 올려라. 살아서나 죽어서나 어떤 곳에 누웠는지가 중요하다.

운동하면
암이
예방된다

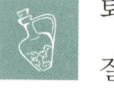 퇴행성 질환은 '변성성(變性性) 질환'이라고도 한다. 이 질환은 기관, 조직세포 등에서 이뤄져야 할 신진대사가 원활하지 않아 생기는 병이다.

세포가 신진대사를 완료한 후 버려야 할 찌꺼기, 즉 단백질이나 지방, 당, 아밀로이드 등을 제때에 버리지 못하면 찌꺼기들이 세포 속에 들러붙어서 신진대사를 방해하거나 퇴행을 일으키므로 조직이나 기관의 생리 작용이 부진해진다. 부분적인 노화현상이라 해도 좋고, 신진대사가 좋지 않아 잉여물과 노폐물이 달라붙거나 단단해지는 현상이라고 해도 좋다. 퇴행성 질환에는 관절염, 당뇨병, 지방간, 담석, 요로결석(신장결석, 방광결석, 요도결석), 통풍, 비만증 등이 있다.

당뇨병은 세포 활동에 필요한 당분이 충분하게 연소되지 않고 핏속에 남아 고혈당을 일으킨 상태이며, 지방간은 여분의 지방이 간세포에 들러붙어 간세포의 활동이 둔화된 병이다. 당분도 지방

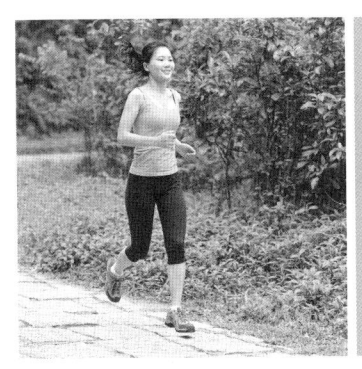

도 신체 활동에 필요한 에너지원이라는 점을 생각하면 충분하게 연소되지 않은 상태, 즉 차가운 상태에서 일어났다고 생각해도 좋다. 사람은 당과 지방을 태워서 체열을 위한 연료로 사용하기 때문이다.

담석은 담즙 속에 포함된 콜레스테롤 함유량이 너무 많아 담관 속에 찌꺼기가 쌓여 돌이 된 상태이며, 요로결석은 수산칼슘, 인산칼슘, 요산, 시스틴 등이 너무 많아 소변이 진해지고 요로에 찌꺼기가 쌓여 돌이 된 상태다.

물론 콜레스테롤이 많은 음식과 수산, 인산, 요산 등이 많이 함유된 음식물의 섭취를 피하는 것도 중요하다. 하지만 똑같은 식생활을 해도 담석이나 요로결석이 생기는 사람과 생기지 않는 사람이 있다는 점을 생각하면, 이러한 잉여물을 연소함으로써 체열이 많이 생성되는 것이 더 중요한 핵심이 아닌가 생각한다. 즉 몸이 충분히 따뜻한 사람은 이러한 잉여물도 연소시켜버린다. 요산이 관절에 달라붙어 생기는 관절염, 통풍도 똑같은 원리다.

알레르기는 보통 체질인 사람이라면 별로 신경 쓰지 않는 꽃가루나 진드기 등을 림프구가 이물로 간주하여 항체로 만들고, 이물(항원)을 배제하기 위해 과민하게 반응하는 상태를 말한다.

자기면역성 질환은 림프구가 자기 체내의 조직을 이물(적)로 착각하여 그에 대한 항체를 만들어 종일 공격하는 병이다. 예컨대 지혈 작용을 하는 혈소판을 자신의 체내 세포가 아니라고 판단하여 적으로 보고 혈소판을 공격하여 감소시킴으로써 출혈을 일으키는 혈소판감소성자반병 같은 것이다. 또 궤양성 대장염은 자신의 대장세포를 자신의 근육세포가 아니라고 생각하고 항체를 만들어 공격하는 병이다.

류머티스성 관절염, 통풍 등의 뼈 질환과 현대의학이 난치병으로 지정하는 병은 모두 자기면역성 질환에 속한다. 아직까지 면역제어제(스테로이드 호르몬제와 항암제)밖에 치료약이 없다. 그것을 사용하는 동안 정상적인 면역현상(병원균을 살균하거나 배제하는 반응)도 억제되므로 중증의 폐렴이나 결핵을 일으켜 생명을 잃는 경우가 많다.

이러한 면역 이상은 백혈구의 활동 이상으로 생긴다. 백혈구가 잘 활동하지 않는 것은 비타민 A, B, C 등의 비타민류 외에 철분, 칼슘, 레시틴, 아연 등과 같은 미네랄 부족과 효소, 호르몬의 불균형이 원인이다. 그러므로 이러한 미량 영양소를 채소, 과일, 배아, 두류, 해조류, 초산칼슘 등으로 보충해야 한다.

백혈구의 기능을 돕는 데는 열이 매우 중요하다. 조깅이나 등산, 목욕 등으로 체열을 올리면 백혈구의 살균 능력이 높아진다. 운동과 목욕에서 얻는 공통된 이점은 체열 상승이다. 반대로 추우면 백혈구의 힘도 떨어진다. 면역 이상과 암 역시 냉기로 생기는 병이다.

암은
정기의
부족

암을 비롯한 성인병은 40세를 경계로 급격하게 늘어나는데, '암의 원인은 노화'라는 학설은 설득력이 있다. 아기가 위암이나 폐암에 걸릴 리는 없으므로 암은 40세를 넘길 무렵부터 생기는 체열 감소, 즉 신진대사 부진과 그에 따라 발생하는 면역력 저하가 진짜 원인이 아닌가 싶다.

서양의학에서 암 치료는 수술로 암 조직 제거, 암 조직에 제공되는 영양분 차단, 암세포에만 치명적인 약물을 투여하는 방법 등에 초점을 맞추고 있다. 즉 암을 적으로 간주하고 죽이는 전략을 구사한다.

이런 방법이 효과적일 때도 있지만, 정상 세포가 피해를 볼 수 있다. 단적인 예로 일반 세포보다 성장 속도가 빠른 암세포를 죽이려다가 멀쩡한 머리카락이 다 빠져버리는 부작용을 들 수 있다. 성장 속도가 빠른 머리카락을 암세포로 오인해 죽이기 때문이다. 미국의 유명한 자연치유 학자인 하버드 의대 출신 앤드루 와일은

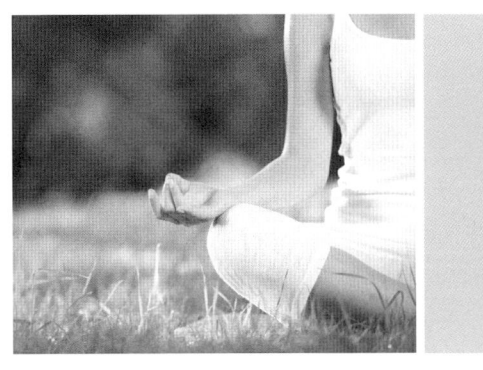

"서양의학은 몸을 살리려 하기보다 병을 죽이는 데 급급하다"고 지적했다.

자연의학에서는 대부분 병이 생기는 원인을 특히 정기의 부족이라고 강조한다. 또 병은 갑자기 오는 것이 아니라 생활습관에 관련된 모든 요인이 장기간 영향을 미친 결과로 인식한다. 동시에 외부에 질병을 일으킬 수 있는 기운이 아무리 지나쳐도 자신의 저항력과 회복 능력이 뛰어나면 병을 이겨낼 수 있다고 본다.

와일 박사가 말하는 자연치유는 "인간이 태어날 때부터 가진 치유력은 외적인 강요나 자극에 의한 결과가 아니라 자연히 발생한다"는 말임과 동시에 "내재하는 힘에 의해 생겨난다"는 의미가 있다. 그는 "치유는 밖에서 오는 것이 아니라 내부에서 온다"고 강조하면서 최고 의학, 이상적인 의학은 바로 이러한 치유 메커니즘을 도와 그것이 가장 효율적으로 기능하도록 도와주는 것이라고 강조했다.

암을 죽이는 독한 약을 쓰는 것보다 몸속에 쌓이는 독소를 해소하고 차가운 몸을 따뜻하게 해 암균의 진행을 중단시켜야 한다. 이러한 치료 원칙은 암뿐만 아니라 모든 병에 적용되며, 자연과 더불어 살아가면서 체득한 것이다. 질병만 죽이려 하지 말고 몸을 살리기 위해 노력해야 한다.

암에 잘 걸리는 성격

기계 기사로 일하는 K씨는 '방법은 오직 하나'라는 태도를 철저히 고수하는 사람이다. 직장에서는 기술과 능력을 인정받아 사장도 알아주는 실력자이지만, 동료들과 관계가 원만하지 못하고 심지어 아내와도 사이가 좋지 않다.

K씨는 어떤 일이든 '적당히' 넘어가는 것은 참지 못하는 완벽주의에 가까운 성격이며, 아내나 자녀에게도 항상 잘못을 지적하고 올바르게 감독하는 사람이다. 자신이 관여하지 않아도 될 일까지 일일이 간섭하며 남들이 무엇이라고 하든 상관하지 않는다.

평소에 편식이 심하고, 백미, 설탕, 육류, 가공식품, 약물을 상용하는데다 K씨처럼 원리원칙만 고집하는 사람이라면 암을 경계해야 한다. 융통성이 없는 성격은 격심한 신경 소모를 초래하기 때문이다.

매사에 부정적인 마음으로 절망에 사로잡혀 있거나 욕구불만, 갈등, 긴장과 불안, 불평불만이 연속되고 항상 남을 미워하고 시기하는 사람은 혈액 상태의 균형이 깨어져 활달하고 포용력 있는 사람보다 암에 걸릴 확률이 높다.

암에 걸리면 피부 기능이 떨어져 추위를 잘 타게 되고, 체내 가스 교환이 잘되지 않아 환자 특유의 냄새가 나기도 한다. 평소에 방귀 냄새가 몹시 구리고 이를 잘 닦아도 입에서 고약한 냄새가 나는 사람, 하체에서 냄새가 풍기는 여성은 일단 암 발생 주의를 요하는 신호로 봐야 한다.

암은 전염이나 유전되지 않는다. 어디까지나 잘못된 식생활, 정신적인 불균형, 약물 상용 등이 원인이 되어 혈액이 극도로 오염된 상태에서 발생한다. 그러므로 정혈·정장으로 체질을 꾸준히 개선하면 예방과 치유는 결코 어렵지 않다.

암은 결코 두려운 존재가 아니며 불치병도 아니다. 잘못 건드리면 걷잡을 수 없이 흉포하여 끝내 생명을 앗아가기도 하지만, 그 정체를 알고 순리로 다스리면 다시없이 온순하고 다스릴 수 있는 병이기도 하다. 성격이 운명을 좌우한다. 성격은 형체가 없다. 마음먹기에 따라 상당 부분 바꿀 수 있다.

암은 유전이 아니다

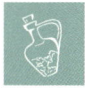 사람들은 "암에 잘 걸리는 체질이라거나 암에 잘 걸리는 집안이 있다"고 말한다.

나폴레옹 집안에서는 위암 환자가 많이 나왔다는 말도 있고, 필자에게 상담하러 오는 사람도 "양친과 형제가 암으로 죽었습니다"라고 하면서 자신도 분명히 암에 걸릴 것이라고 고민하는 사람이 적지 않았다.

우리의 식생활은 1970년대 이후 급속하게 서구화되었다. 즉 수육, 무정란, 유제품 섭취가 급증했고, 정백식이나 가공식으로 미네랄 성분은 줄어들고 온갖 종류의 방부제, 방향제, 착색제에 오염되었다.

이런 상황에서 암의 양상에도 변화가 나타났다. 예전에 많았던 위암, 자궁경부암 같은 암들이 대폭 감소하고 폐암, 간암, 대장암, 유방암, 난소암, 전립선암, 췌장암 등 서구형 암들이 뚜렷하게 증가 추세를 보였다. 게다가 암으로 사망한 사람도 20년 사이에 약두 배로 증가했다.

　이러한 결과는 암이 유전적 체질로 발생하는 것보다는 식생활 습관에 많이 기인한다는 것을 알려준다. 결국 식생활의 급속한 서구화로 혈액이 더러워지고 있는 것이다.

　한집에 사는 가족들은 같은 음식을 먹을 가능성이 크다. 가족 모두 가공식을 섭취하거나 운동 부족 등 비슷한 생활습관을 지니게 된다. 똑같이 좋지 않은 습관으로 살아온 가족이라면 양친과 형제자매가 암에 걸릴 가능성이 더 많아진다.

　반대로 나쁜 생활습관을 고쳐 혈액을 깨끗하게 하면 암은 반드시 막을 수 있다. 물론 유전적 기질이야 있겠지만, 암은 생활습관의 문제다.

인체는
정밀기계가
아니다

현대의학은 생명을 하나로 보지 않고 부분의 집합체처럼 대하고 있다. 말하자면 인체를 정밀기계와 같이 취급하려는 경향이 있다. 그 때문에 치료법도 기계의 고장을 점검하고 수리하듯 부분에 치우치게 된다.

종합병원은 질병마다 해당 과가 있어 안과의는 눈만 치료하고, 치과에서는 이만 고치며, 외과에서는 수술만 하는 식으로 의료행위는 갈수록 세분화되고 있다. 심장이나 간장 등 장기 질환은 해당 전문의라야 한다는 생각에서 요즘 이름 있는 전문의의 진료를 받으려면 몇 주, 몇 달씩 차례를 기다려야 한다.

이처럼 전문화해서 모든 장기의 병변을 그 부분에서 치료하면 된다는 생각으로 장기이식 같은 방법도 개발하였다. 현대의학은 거부 반응만 해결하면 수명을 좀 더 연장할 수 있다는 기계적인 생각에서 장기이식술을 최첨단 연구과제로 삼고 있지만, 살아 있는 생명체는 어디까지나 생명 본연의 신비성을 지닌 완전한 하나이며 부품 하나하나를 조립하여 만든 기계와는 본질이 다르다.

현대의학은 생체의 장기 하나하나를 해부해서 과학적으로 분석할 수는 있지만, 통일된 생명체에서 이뤄지는 신비하고도 오묘 무궁한 생명력의 작용을 재구성할 수는 없다. 나쁜 곳을 도려내어 수술에 완벽하게 성공했는데 환자가 죽었다든지, 병균은 소탕했으나 건강은 더 나빠졌다는 예가 많다. 물론 신체 어느 기관을 제거하여 생명을 유지할 수는 있지만, 위암을 없애기 위해 병소 부위인 위만 들어내면 된다는 기계적인 사고방식은 생명의 본질을 너무도 외면한 짧은 생각이다.

어떤 장기에 병이 생겼다고 해서 국소 이상으로만 생각해서는 안 된다. 간장이 나쁘다고 해서 간장만 치료해서 낫는 것은 결코 아니다. 눈에 질환이 생겼을 때에도 그 원인이 눈에만 있는 것이 아니라 내장 기관의 부실에서 올 수도 있고, 피부나 손톱 하나의 변화로도 이상 신호가 나타난다.

생명체에는 자연 치유력이 있어 자연에 적응하며 사는 사람은 병이 없고, 병에 걸려도 스스로 좋아지는 재생부활 능력이 있다. 야생 동물일수록 힘이 왕성하고 인간과 함께 문명 속에 사는 동물일수록 약하다. 현대인들이 병을 앓는 가장 큰 원인은 고단백 식생활과 약물 상용이다. 인체는 정밀기계가 아니다. 자연으로 돌아가라.

암을
일으키는 것은
세균이 아니다

어떤 사람이 길을 가다가 돌부리에 걸려 넘어졌다. 그러자 넘어진 원인이 돌부리라 생각하고 곡괭이를 들고 와서 돌을 파버렸다. 그런데 이 사람은 그 뒤로도 길을 가다가 또 넘어졌다. 다시 곡괭이를 가지고 와서 그 돌을 파버렸다. 그 뒤로 그런 일을 되풀이했다. 나중에는 돌을 파낼 힘이 없어 자리에 주저앉아 영영 일어나지 못했다.

이 사람이 길을 가다가 매번 넘어진 것은 몸이 허약해서이지 돌부리 때문이 아니다. 몸이 건강하면 돌부리에 걸려도 넘어지지 않을 수 있었을 것이다.

암을 일으키는 것은 세균, 병균, 바이러스가 아니다. 면역력과 저항력이 떨어져 허약해진 인간의 몸 자체다. 우리가 사는 생활공간에는 곳곳마다 세균과 병균이 가득하다. 공기 중에도 감기 바이러스, 발암 물질, 중금속, 화공약품, 매연가스 등이 떠다니고 있다. 그런데 누구는 사흘이 멀다 하고 감기에 걸리고 누구는 왜 1년

내내 감기 한번 안 걸릴까?

똑같은 생활공간에 사는데도 누구는 암에 걸리고 누구는 멀쩡하다면 자신을 되돌아보아야 한다. 자연식으로 검소하게 먹으며 관리하면 누구나 건강장수를 누릴 수 있다.

자연의학과
현대의학의
한 판 승부

몇 년 전 일본 자연의학계의 대부인 모리시타 게이이치 박사와 일본 국립암센터 원장인 쓰카모토 박사가 국회 청문회에서 '자연의학과 현대의학의 한 판 승부'를 벌인 사건이 있다. '암에 대한 현대의학의 각성을 촉구하는 좋은 실화'이기도 하고 시사하는 바가 크다고 생각하여 소개한다.

일본에서는 매년 막대한 국가 예산을 암 대책 연구비로 투입하고 있는데, 성과가 부진하여 책임 소재를 밝히려고 일본 국회가 국회청문회에 암 전문가를 부른 적이 있다. 당시 국립암센터 원장이었던 쓰카모토 박사는 현대의학을 대표하는 사람으로서, 일본 자연의학(대체요법)의 표본이라고 할 수 있는 모리시타 게이이치 박사는 현대의학에 반대되는 입장에서 증언했다.

먼저 쓰카모토 박사는 현대의학을 대표하는 최고의 암 전문가로서 "암은 조기에 발견해 수술하면 90퍼센트는 완치할 수 있다"고 자신 있게 말했고, 모리시타 게이이치 박사는 "모든 암은 국소 병이 아니라 혈액오염으로 인한 전신질환으로서, 그 발병 원인은 어디까지나 현대의 문명공해와 반자연의 복합적인 생활 인자에서 연유한다. 전신적인 정혈로써 왜곡된 생체 조건을 다시 자연으로 환원시키면 자연치유가 가능하다"고 역설했다.

그런데 얼마 후 공교롭게도 쓰카모토 박사는 위암에 걸려 수술을 받고 "조기 발견으로 성공적인 수술을 해서 대만족한다"며 완치를 확신했지만, 1년이 채 못 되어 암세포가 간으로 전이되어 끝내 사망했다.

아이로니컬하게도 일본이나 우리나라 암의 대가들인 역대 암센터 원장들이 속속 암으로 쓰러진 사례가 많다. 암에 걸린 의사가 천하 명의라는 칭송을 얻고 암 환자를 수술하고 있으니 참으로 안타까운 현실이다.

전문기관에서는 되도록 비밀에 부치려 하고 있으며, 암 대가들이 대개는 노령자여서 일어난 확률의 문제라고 우기기도 한다. 그러나 그렇게만 듣고 그냥 흘려버리기에는 현대의학적인 암 대책은 너무도 심각하다. 모리시타 박사의 학설은 현대의학의 맹점을 정확히 찌르고 있다.

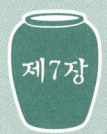

제7장

암을 퇴치하는 자연치유법

올바른
마음

좋다는 약은 다 쓰고 천하 명의를 찾아다녀도 암세포가 눈덩이처럼 커지고 있다면 어떻게 할 것인가? 천하 명의, 특효약 같은 가소로운 허상에서 빨리 벗어나라. 건강은 문명의 소산이 아닌 자연의 산물이다.

인간의 생명과 건강을 좌우하는 3대 조건은 정신, 자연식, 운동이다. 사람은 생각하는 동물이어서 정신의 영향을 받지 않을 수 없고, 무생물이 아닌 생물이어서 자연식을 해야 하며, 식물이 아닌 동물이기 때문에 운동해야 한다. 건강관리나 질병 치료는 전적으로 정신과 자연식, 운동을 어떻게 하느냐에 달려 있다.

운동만 하면 건강할 수 있다고 생각하지 마라.

자연식만 하면 건강할 수 있다고 생각하지 마라.

운동과 자연식만 하면 건강할 수 있다고 생각하지 마라.

올바른 마음, 올바른 자연식, 올바른 운동을 하나의 시스템으로 유지해야 한다.

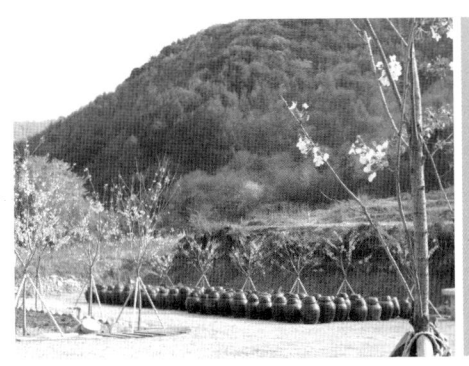

스스로 만든 병은 스스로 고칠 수밖에 없다

우리 몸은 60조 개의 세포로 이뤄져 있는데, 모두 스스로 생각하고 처리할 수 없는 무정물(無情物)이다. 다만 자신의 마음먹기에 따라 달라질 뿐이다. 천국과 지옥도 전부 마음먹기 나름이며 자식에게 대물림되기도 한다.

단정한 마음을 먹으면 음식이 소박해지고, 자연을 사랑하게 되며, 생명 있는 것들에게 측은지심이 생긴다. 사람의 뒷모습을 유심히 살펴보라. 아비 노릇, 어미 노릇, 자식 노릇 하려고 애쓰는 것이 측은하지 않은가.

올바른 마음은 감사하는 마음이다. 나와 연관 있는 모든 사람에게 감사하고, 자연에 감사하고, 살아 있음에 감사하고, 즐겁게 웃으라. 간단하지 않은가. 그 어려운 팔만대장경과 성경을 평생 공부할 필요가 뭐 있겠는가!

그런데 오늘날 우리의 실상은 어떠한가? 대부분 사람이 각박한 생존경쟁으로 정신적인 긴장 속에 살고 있다. 그러다 보니 신경이 예민해져서 걸핏하면 짜증을 부리거나 화를 참지 못하는 실정이다.

인체 세포는 한 번 웃으면 8만 4천 개가 좋아지고, 한 번 화를 내면 8만 4천 개가 병든다. 긍정적인 사람과 우울하고 부정적인 사람 중에 누가 건강할지 생각해보면 쉽게 알 수 있을 것이다.

세상을 살다 보면 늘 웃을 수만은 없다. 화나고 짜증 나는 일도 많다. 하지만 한 번 웃으면 몸이 건강해지고 한 번 화내면 몸이 병드는 법이니 화가 나도 곧 화를 풀고 해가 지도록 분을 품지 마라.

무슨 병이나 다 그렇지만, 특히 자신의 잘못된 생활습관에서 비롯된 문명병은 의사나 약품이 고쳐주는 것이 아니다. 스스로 만든 병은 스스로 고칠 수밖에 없다. 병을 고치는 것은 환자 자신이 가진 자연치유력뿐이기 때문이다.

결코 타인이 자신의 질병을 낫게 해줄 수 없다는 것을 깊이 간파하라. 병은 결과다. 뉘우쳐야 한다. 뉘우치지 않으면 도(道)가 아니다.

모르는 만큼 불안도 커지므로 건강에 관한 진리는 성경이나 불경을 공부하듯이 같은 것을 수백 번 읽고 외워서 자연치유력을 보강하기 위한 구체적 방법을 배우고 진리에 관한 깨달음을 얻어야 한다. 깨달음은 독각(獨覺)이다. 무소의 외뿔처럼 혼자서 가라.

몸속에 있는 장기 운동을 지배하는 것은 다름 아닌 마음이다. 누구나 잘 알다시피, 남을 속이거나 쓸데없이 시비하여 남을 해치고 나면 심장이 몹시 뛰게 되는데, 이때의 몸 상황을 보면 심장은 두근두근 빨리 뛰어 부정맥이 유발되고 신장은 그 반대로 질식되어 뛰지 않는다.

이러한 심적 상태는 간에서 활동할 에너지를 심장이나 뇌, 폐에 빼앗겨 간 기능이 점점 떨어지게 된다. 특히 도시처럼 공기가 나쁘면, 그 나쁜 공기를 정화하는 폐에 더욱 많은 에너지가 필요하고, 뇌가 불편한 대인관계에 지치며, 병자들은 누구나 위쪽 장기를 많이 써서 아래쪽 장기가 약해진다. 봄바람처럼 부드럽게, 경박하지 않을 정도로 가볍고 재미있게 살아야 한다.

더럽고 힘들고 불편함을 겪어라

지구상의 모든 생물은 태어나는 순간부터 외부 환경과 내부 환경을 적절히 조화할 수 있는 항상성 유지 기능이 잠재되어 있다. 이것을 '면역'이라고 하는데, 최근 의학에서는 '병을 면한다'는 의미로 통용되고 있다. 생활 저변에 직·간접으로 영향을 미쳐 흔히 '내·외부에서 오는 자극에 대항할 수 있다'는 의미로도 사용된다.

즉 면역이 생긴 병은 두 번 다시 걸리지 않으며, 면역이 된 일은 처음보다 어렵지 않게 된다. 어릴 때 미리 병균을 약하게 만들어 접종하면 인체는 병균과 싸우며 경험을 쌓아둔다. 그 병균에 대한 면역이 생기는 것이다.

오늘날 사람들의 평균수명이 옛날보다 늘어난 가장 큰 원인은 예방 접종으로 면역력이 좋아져 유아 사망이 거의 사라졌기 때문이다. 어려서부터 면역 기능을 지속적으로 키워주면 그에 비례하여 인체 스스로 치유하는 기능도 강화된다.

모든 질병은 몸에 돌고 있는 피가 더러워져서 나타나는 느낌과 증상이다. 피는 땅속의 물과도 같다. 산업폐수와 생활오수를 마구 내다 버려 강과 바다가 오염되고, 산성비가 내려 지구상의 모든 생물은 자연에 대한 면역이 약해졌다. 인간도 자기 땅에서 난 것을 제철에 자연적으로 먹지 않고, 깎고 첨가하고 변질시켜 먹으면 체내에 폐수와 오수를 흡수하는 것과 같다.

삶이란 보는 관점에 따라 의미가 달라진다. 그 기준은 누가 뭐라 해도 '자연에 순응해서 사느냐, 그렇지 않느냐' 하는 것이다. 자연에 순응해서 살아갈 때는 마음과 몸이 따로 놀지 않는다. 그런데 마음이라는 것은 몸이 원하는 욕심을 채우려 하기에 욕망의 늪에 빠져 허우적대곤 한다. 몸의 욕심에 마음이 시달리니 고통(苦痛)이 따르게 된다.

고(苦)는 마음이 느끼는 감정이고, 통(痛)은 몸으로 느끼는 증세다. 죽는 순간 마음은 몸을 벗어나 몸이 요구하는 욕망의 시달림을 받지 않는다. 고통을 느낄 수 없다. 그러나 몸을 가지고 살아야 하는 이 세상에서는 아무리 해탈의 경지에 이른 도인이라도 결코 고통에서 벗어날 수 없다.

어릴 때부터 음식물을 지나치게 소독하거나 살균해서 먹으면 항상성 유지 기능이 면역을 키워줄 계기를 제공하지 못해 오히려 질병에 걸릴 가능성이 높아진다. 면역력의 약화와 아이들의 아토피는 밀접한 관계가 있다. 인류가 원시 자연에서 생활해온 정보들은 유전자에 저장되어 있고, 유전자는 면역체계로 자신을 보호하고 유지한다.

그런데 현대인들은 완전히 새로운 생활환경에서 살아간다. 가공식품, 오염된 공기, 환경, 스트레스, 운동 부족 등 아직 인류의 유전자가 익숙하지 않은 것들에 둘러싸여 생활한다. 유전자는 그런 정보를 처리하는 것이 수월하지 않아 면역체계에 과부하가 걸린다. 면역체계의 과부하가 아토피로 나타난다. 치료법으로 스테로이드 연고와 주사를 이용하지 말고, 바로 자연에 순응하는 생활로 돌아가야 한다.

끓여 먹기도 하고 생식도 하면서 직·간접적으로 병원균에 대한 면역력을 스스로 강화해야 한다. 우리는 유익균과 유해균에 둘러싸여 공생공존하고 있으므로 음식을 끓인다고 해서 병원균의 침입을 봉쇄할 수는 없다.

물질적 음식과 정신적 음식을 조화롭게

인간은 자연을 정복할 수 있다는 오만한 마음을 버려야 한다. 자연은 도전의 대상이 아니라 완벽한 생명의 원리를 배워야 할 경외로운 스승이다. 생태계의 훼손은 바로 인간의 자멸을 초래하는 길이다.

생명운동이 지구 곳곳에서 대두하여 대자연의 조화를 강조하는 목소리가 21세기의 메시지가 되어야 한다. 건강과 평화의 원리도 거기에 있다. 무한한 우주 속에서 우주 질서의 현실적 증거로 태어나 살고 있는 우리 인간은 우주에서 많은 것들을 섭취하며 살고 있다. 사람은 자연으로부터 세 가지를 섭취한다.

첫째, 물과 생물의 생명을 먹는다.

둘째, 호흡기관과 피부 표면을 통해 지구를 둘러싸고 있는 무한한 기를 먹는다.

셋째, 장파와 단파, 고주파에서 저주파에 이르는 모든 종류의 파동을 감각기관과 신체 전체로 먹는다. 고체는 만져보고, 액체는 먹어보고, 후각은 공기의 파동을 느끼고, 시각은 빛의 파동을 포착한다. 파동은 인간의 보이지 않는 원틀을 구성하는 기가 담긴 음식이다.

음식은 물질적 음식이라고 할 수 있고, 눈에 보이지 않는 모든 파동은 정신적 음식이라고 할 수 있다. 물질적 음식은 배가 고프거나 때가 되어야 먹지만, 정신적 음식은 끊임없이 섭취한다. 사람은 두 개의 몸을 가지고 있기 때문이다.

물질적 음식과 정신적 음식은 질과 양 두 가지 측면에서 서로 대립하거나 상호 보완관계에 있다. 물질적 음식을 섭취하면 정신적 음식은 그 섭취량이 적어지고, 정신적 음식을 많이 섭취하면 물질적 음식의 섭취량은 적어진다.

동물성 식품을 많이 먹으면 정신적 음식 중 단파(음) 흡수가 줄어들고 장파(양) 흡수가 늘어난다. 따라서 동물성 식품은 환경에 대한 지각을 제한하는 경향이 있어 무한한 시간과 공간에 대한 인식력과 감수성을 무디게 한다. 즉 정신보다 육체 중심의 생활이 된다.

식물성 식품을 많이 먹으면 단파 흡수가 늘어나고 장파 흡수가 줄어든다. 따라서 심리적·정신적 시야가 넓어져 물질계의 사소한 일에 대한 관심이 없어져 달관한 기분을 지닐 수 있다. 즉 육체보다 정신 중심의 생활이 된다.

우리는 물질적 음식과 정신적 음식을 다 같이 먹고 있는데, 정신적 음식의 양과 지식은 직접 조절할 수 없다. 그러나 물질적 음식의 섭취를 조절함으로써 간접적인 형태로 그것을 제어할 수 있다. 우리가 매일 무엇을 먹느냐에 따라 우리의 심리나 정신의 질이 영향을 크게 받기 때문이다.

사람은 필요 이상으로 동물성 식품을 많이 먹으면 정신활동이 이기적·공격적으로 되는 경향이 있다. 반대로 다량의 과일과 채소류만 먹는 사람은 주위로부터의 자극에 배타적이고 방어적이 되어버린다.

일반적으로 양성의 음식은 활발하고 공격적인 양성의 성질을 만들고, 음성의 음식은 방어적이고 자기중심적인 음성의 성질을 만든다. 전자는 유물적으로 사고하며, 후자는 관념적으로 사고하는 경향이 있다.

그러므로 극단적인 양성식이나 음성식을 피하고, 중도의 균형을 취하도록 하는 것이 가장 정상적인 식사법이다. 다음은 이를 위한 실천 방법이다.

1. 곡물 한 알, 채소 한 조각에도 혼이 깃들어 있다고 생각하고, 선택, 조리, 식사 등 어느 과정에서든 함부로 다루지 않는다.
2. 무한한 우주에서 생겨난 음식에 대해 식사 전후에 진심으로 감사한다. 이때 우리 존재를 가능하게 해준 자연과 우주, 사회에 감사하고, 재배·수송·가공을 거쳐 요리와 서비스에 이르기까지 식사를 위해 일해준 사람들에게도 깊이 감사한다.
3. 식사 중에는 자신이 이 음식을 먹을 자격이 있는지 반성한다. 그리고 음식에서 생기는 육체적·정신적 활동력을 남을 위해, 나아가 자연과 우주와의 조화를 위해 쓰게 된다는 것을 명확히 의식하고 피와 살이 되도록 음식을 충분히 씹어 먹는다.

올바른 자연식

불로불사의 비법, 아침 단식

먹기 전에 먼저 굶는 법을 배워야 한다. "못 먹어서 병났나 많이 먹어 병났지." 조상의 경구가 정곡을 찌른다. 먹어서 고치는 것이 아니라 굶어서 고친다. 천하 명의의 의술이나 기사회생하는 영물로 고치는 것이 아니라 우리 땅에서 제철에 생산된 자연식으로 고친다.

음식을 먹지 않으면 배가 고프다. 공복감이 기아감(飢餓感)으로 변할 때까지 음식물을 먹지 않으면 그때까지 몸속의 모든 조직이 저장해둔 여분의 영양분을 사용하기 시작한다. 이때 몸 안에서 가장 중요한 신경이나 심장에 필요한 영양분은 끝까지 남고, 가장 빨리 사용되는 것은 체내의 종양이나 유착물 등의 노폐물이며, 그 다음이 피하지방이나 혈관 내의 콜레스테롤이다. 이것이 단식 메커니즘의 가장 중요한 부분이다.

단식은 장기에 휴식을 주고 체내의 노폐물을 배설시킨다. 기아라는 신진대사의 대변혁은 자율신경계와 내분비계에 강력하게 작용하여 자연치유력을 활발하게 한다.

단식은 몸의 대청소, 엔진의 분해 수리라고 할 수 있으므로 혈액의 산독화로 비롯되는 암을 위시한 고혈압, 심장병, 당뇨병, 간장병, 신장병, 류머티즘, 신경통, 위궤양, 복부비만은 물론 원인을 알 수 없는 난치병에 이르기까지 한꺼번에 치료의 결정적인 단서를 잡을 수 있다. 아침을 거르고 자연 생수를 마시는 것이 최고의 불로장수 영약이다.

배가 고픈 상태야말로 인체에 해독 작용이 일어나고, 백혈구의 식균력이 높아지며, T림프구의 활동이 왕성해지는 상태다. 위장, 간장, 신장이 모처럼 과중한 노동에서 해방되어 상처 난 자신의 세포를 치유할 수 있는 생명의 시간인 셈이다.

배부르게 먹고 마시면 음식물에 들어 있는 영양소가 위장에서 혈액으로 흡수되어 혈중 영양 상태가 좋아지는데, 이때 영양소를 잔뜩 먹은 백혈구도 배가 불러 외부에서 유입된 세균이나 암세포가 있어도 먹으려 하지 않아 면역력이 떨어진다.

반대로 공복일 때는 백혈구가 영양을 충분히 섭취하지 못해 세균이나 암세포 등을 먹고 처리하는 면역력이 증강한다. 인간이든 동물이든 병에 걸리면 식욕이 없어지는 것은 백혈구의 힘을 강화하여 병을 물리치려는 치유반응 때문이다.

> **★ 건강 TIP ★**
>
> **하루 세 끼가 내 몸을 망친다**

최근 영국 노화 연구진의 결과에 따르면, 음식물 섭취량을 40퍼센트 줄였더니 쥐의 수명이 20~30퍼센트 늘어났다고 한다. 인간의 삶으로 환산하면 20년에 해당하는 기간이다. 적게 먹는 것이 건강에 좋다는 것은 현대의학으로도 증명됐다. 그 증거가 바로 시르투인 유전자다. 장수 유전자인 시르투인 유전자는 수명뿐 아니라 노화와 병을 막아주는 기능에도 관여한다. 시르투인 유전자를 작동하기 위한 조건은 바로 '공복'이다. 생명력을 관장하는 이 유전자는 굶주림 속에서 작동한다. 적절한 공복 상태를 유지하면 아픈 곳이 치유되고, 자연스럽게 다이어트가 되며, 피부 나이까지 젊어진다.

30만 년 인류 역사를 더듬어보면, 인간이 세 끼를 배불리 먹게 된 것은 100년도 되지 않는 최근 일이다. 이제는 때가 되니 먹어야 한다는 고정관념을 버리고 배가 고플 때 장수 유전자가 발동한다는 사실에 감사하며 불필요하게 과다한 음식 섭취를 자제해야 한다. 아침을 거르고 생수를 마시면 몸속의 독이 빠져나간다. 아침을 먹어야 힘을 내어 하루를 잘 보낼 수 있다고 생각하는 한 건강장수는 없다!

인간이 계속 성장하는 것은 25세까지다. 25세 전에는 상황과 체질에 따라 아침을 거르거나 식혜에 녹두청국장 분말 한 잔, 천연식초를 탄 우유 한 잔(요구르트가 됨), 생감자, 생고구마 등으로 조절할 수 있다. 그러나 병중에 있는 환자나 성인은 아침을 거르는 것이 불로불사 비법이다.

늦은 저녁식사, 육식 등의 무거운 식사, 과식, 야식 등은 신진대사와 혈액순환을 어렵게 하고 몸과 뇌의 휴식을 방해하여 꿈자리를 사납게 한다.

밤늦게 먹는 것은 귀신뿐이다.

자연식의 첫째 조건: 효소가 살아 있어야 한다

21세기 지구촌은 건강 대란을 눈앞에 두고 있다. 건강을 어떻게 관리해 나가느냐에 따라 국운이 좌우될 것이다. 이런 관점에서 보면 시대나 체질, 민족을 떠나 누구에게나 좋은 것이 발효식품이기에 어느 민족이 발효식품 시장에서 주도권을 잡느냐에 따라 국운이 달라질 것이다.

이렇듯 발효식품이 체질과 남녀노소, 국경을 넘어 모든 사람에게 건강장수를 가져다주는 것은 발효식품에 들어 있는 효소 덕분이다. 효소는 영양분을 소화·흡수·저장하고 필요에 따라 조직이나 세포에 보내는 일을 한다.

영양소로 피와 살, 뼈를 만드는 것은 물론, 숨 쉬고 움직이는 데 필요한 에너지도 효소가 만든다. 에너지를 만드는 과정에서 발생한 독소나 노폐물을 분해하여 몸 밖으로 내보내는 일을 하기도 한다. 효소가 없으면 아예 정자와 난자가 만나지도 못한다. 효소는 우리의 생명활동 자체라고 할 수 있다. 그런데도 우리는 비타민이나 미네랄은 소중히 여기지만, 효소 없이는 한순간도 살아갈 수 없고 한 발짝도 움직일 수 없으면서도 너무나 등한히 한다.

우리는 보통 어떤 약초에는 어떤 성분이 들어 있어 몸에 좋다는 식으로 말한다. 그러나 아무리 좋은 영양소가 들어 있어도 효소가 고갈되거나 부족하면 아무 소용이 없다. 효소가 하는 일을 조금이라도 안다면 쉽게 이해할 수 있다. 예를 들어 아무리 좋은 무공해 유기농 현미밥을 먹었다 하더라도 침 속에 있는 아밀라아제라는 소화효소를 만나지 못하면 녹말이 포도당으로 바뀌지 않고 위 속에 그대로 남는다.

소화되지 못하고 위 속에 머물러 있던 음식물은 일정한 시간이 흐르면 장으로 내려가 썩은 후 유독가스를 만든다. 유독가스는 장벽을 타고 들어가 핏속을 떠돌며 이곳저곳을 상하게 하여 만병의 원인이 된다.

우리나라는 발효식품 천국이다. 식초, 간장, 된장, 김치, 청국장, 고추장, 젓갈을 비롯하여 각종 발효효소가 무궁무진하다. 그래서 그런지 우리 민족은 시골 할아버지에게도 발효식품에 관한 한 서양의 미생물학자보다 훨씬 깊고 풍부한 철학이 있다. 수천 년에 걸쳐 축적된 우리 민족의 발효 기술은 세계 어느 나라보다 뛰어나다. 우리나라의 뛰어난 발효 기술을 계승·발전시킨다면 많은 외화를 벌어들일 것이다.

그런데도 많은 사람이 우리의 소중한 발효식품을 천시한다. 우리의 우수한 발효효소가 있는데도 하찮은 유산균 발효유만 먹으면 건강해질 것처럼 생각한다. 이는 제도권 교육이 너무 서구화된 탓일 것이다. 서구의 포도주나 맥주, 발효유 등은 우리가 만든 전통식초나 막걸리, 식혜의 발바닥에도 미치지 못한다. 우리나라의 식초는 신의 작품이다.

효소의 작용을 요약해보자.

첫째, 숙변을 제거하고 장을 튼튼하게 한다.

둘째, 고지혈을 분해·대사하여 혈액순환을 원활하게 하고 노화 방지와 성인병 예방에 효과적이다.

셋째, 피하지방을 분해하고 체중을 조절한다.

넷째, 세포를 생성·부활시켜 성장을 촉진한다. 늙은 세포를 젊은 세포로 바꿔주며, 세포의 분열 촉진과 성장호르몬 생산으로 어린아이의 성장을 돕는다.

다섯째, 해독 작용으로 간 기능을 돕는다.

이처럼 효소는 우리 몸을 젊고 아름답고 건강하게 관리해주는 파수꾼 역할을 한다. 그동안 잘못된 식이 문화와 무분별하고 무비판적으로 받아들인 건강제일주의 문화는 오히려 역효과만 불러일으키고 있다. 21세기의 화두인 '웰빙'에 맞게 효소에 관한 정확한 정보와 선택으로 모든 사람이 젊고 건강한 삶을 누리기를 바란다.

천연식초는 누룩이 술이 되고 술이 초가 된 효소식품의 제왕이다. 늘 천연식초를 마시는 것은 건강 증진을 뛰어넘어 생명 유지 그 자체다.

효소에 가장 나쁜 것이 항암제

약은 근본적으로 몸에 해를 끼치는 독이다. 그 이유는 효소를 대량으로 소비하기 때문이다. 그중에서도 효소에 가장 나쁜 것은 항암제다. 현대의학에서는 암 수술을 한 후에 전이가 전혀 보이지 않는데도 예방 차원에서 일정 기간 항암제를 사용하는 것이 정론화되어 있다. 그러나 항암제는 맹독일 뿐이다.

항암제는 체내에 들어오면 독성이 강한 활성산소를 대량으로 뿜어낸다. 이때 활성산소는 암세포뿐 아니라 수많은 정상 세포도 죽인다. 항암제의 대표적인 부작용으로 나타나는 식욕부진과 구토, 탈모 등은 모두 효소가 해독 작용에 대량 사용되면서 결핍되어 일어나는 증상이다. 항암제의 해독에는 그만큼 막대한 효소가 필요하다.

약으로는 질병의 근본적인 치료가 불가능하다. 약은 격렬한 통증이나 출혈 등 위급한 증상을 막기 위한 것으로 생각하는 편이 좋다. 질병을 근본적으로 고치는 방법은 평소 규칙적인 식생활과 생활습관을 실천하는 것뿐이다.

효소는 저절로 무진장 많이 만들어지는 것이 아니다. 올바른 식사와 효소를 낭비하지 않는 생활습관을 유지할 때 생명 그 자체가 만들어내는 귀중한 에너지원이다. 이 귀중한 효소의 소모를 어느 정도 억제할 수 있느냐가 병을 낫게 하고 건강하게 살 수 있는 비결이다.

자연식의 둘째 조건: 배아가 살아 있어야 한다

세상 만물은 상대적 가치만 지니고 있다. 때와 장소 그리고 생각하는 방법에 따라 생명보다 더 소중한 것이 되기도 하고 쓰레기보다 못한 것이 되기도 한다. 그러나 오직 하나 모든 사람에게 절대적인 존재가 되는 것이 있다. 그것은 바로 자연의 법칙이다.

인체의 세포가 활동하기 위해 호흡으로 산소를 얻어야 하는 것과 음식물로 섭취해야 하는 것, 나아가 체내에 생긴 불필요한 찌꺼기들을 빨리 배출해야 하는 것 등 이러한 모든 것이 자연의 법칙이다. 자연의 법칙을 따르는 사람은 건강하고 거스르는 사람은 병약해진다.

우리 땅에서 제철에 생산된 곡물을 깎거나 첨가하거나 변질시키지 않고 먹어야 심신이 건강해지는 것도 엄연한 자연법칙이다. 다만 풍토에 따라 생산되는 곡물이 다르므로 어느 것이 가장 좋다고 한마디로 잘라 말하기는 어렵다. 그러나 우리나라 사람들에게는 틀림없이 쌀이 최고 식품이다. 더 말할 나위도 없이 정백하지 않은 쌀, 즉 현미가 절대적으로 좋다.

우리 선조는 현미밥을 먹고 건강을 유지했지만, 현대인들은 백미밥을 먹어 스스로 건강을 해치며 심신장애아를 낳기도 하고 불임증을 겪기도 한다. 백미는 병과 죽음을 몰고 오고, 현미는 건강 증진과 질병 회복을 돕는다. 현미를 먹지 않는 사람은 망한다.

백미는 '죽은 쌀'인 반면, 현미는 '살아 있는 쌀'이라고 해도 좋다. 백미를 일정한 수분과 온도 하에 방치해두면 썩어버리지만,

현미는 같은 조건에서도 배아에서 싹이 트는 현상을 볼 수 있다. '살아 있는 것'과 '죽은 것'에서 나타나는 차이점을 명확하게 밝히는 것은 어렵지만, 실제로 먹어보면 자신의 몸이 분명하게 증명해줄 것이다. 쌀의 유효성분 대부분은 다음 세대를 이어나갈 생명을 잉태하고 있는 배아(胚芽)에 집중되어 있다.

현대인들의 과학만 맹목적으로 신뢰하는 습관은 많은 불행을 낳고 건강을 잃는 원인이 되고 있지만, 여기서는 그 점에 대해서는 더 이상 언급하지 않고 현미에 대한 효능 몇 가지를 소개하기로 하자. 우리 몸은 과학이나 컴퓨터가 아무리 발달해도 변하지 않는 자연체임을 염두에 두지 않으면 안 된다.

건강 TIP
현미가 변비와 자율신경 실조증을 예방한다

변비가 있으면 장내 세균에 의해 분해되어 대장에 유해물질이 생성된다. 이러한 유해물질은 간장으로 역류하여 독을 퍼뜨리고 혈액을 산성화하므로 변비를 해소해야 한다. 변비 치료에는 발효식품의 효소와 현미의 섬유가 중요한 역할을 한다.

인체는 신이 만든 완벽한 컴퓨터다. 체내에 들어온 음식물을 스스로 소화하고 영양분을 흡수하여 피와 살을 만들고, 찌꺼기는 대소변과 땀으로 배설한다. 세균이 침범하면 눈도 코도 없는 백혈구라는 단세포가 기어가 덥석 물고 같이 죽는다. 그런데 이 기계가 고장날 때 자율신경 실조증이 찾아온다. 종합진찰로도 원인을 알 수 없는 환자에게 붙여지는 병명이다.

자율신경 실조증에 투여하는 약이 일본에서 개발된 감마오렛이다. 이 약을 개발한 박사도 감마오렛을 먹기보다 현미를 먹는 것이 훨씬 효과적이라고 권장한다. 감마오렛은 현미 배아 속에 함유된 감마오리지널을 뽑아만든 것이므로 현미를 먹는 것이 더 효과적일 수밖에 없다. 필자가 현미에는 많은 질병을 개선하는 치료제가 들어 있다고 권장하는 이유도 여기에 있다.

현미의 위력을 받아들이지 않는 한, 현대인의 성인병과 난치병은 효과적으로 예방하고 치료하기 어렵다. 딱딱하고 거친 현미밥을 먹으면 오래 씹어야 하므로 과식을 피하게 되고 비만을 방지하며 정신적인 안정을 얻는 효과도 얻을 수 있다. 영양적 가치만큼이나 유익한 요소다.

농약을 많이 사용하는 요즘에는 백미보다 덜 깎은 현미에 오염물질이 많이 남아 있다며 꺼리는 사람들도 간혹 있다. 하지만 그것은 인체의 유해 물질을 분해하고 배출하는 현미의 능력을 모르고 하는 말이다.

여러 가지 실험과 연구 결과 현미에는 각종 영양소와 섬유질 그리고 독을 제거하는 작용이 뛰어난 '휘친산'이라는 성분이 들어 있는 것으로 밝혀졌다. 이 성분은 농약은 물론 몸 안의 다른 독소까지 몸 밖으로 내보낸다.

옛날에는 아내가 해주는 밥을 먹고 전염병만 피하면 그럭저럭 오래 살았다. 그러나 극심한 공해에 시달리는 현대에는 자연식 상식이 없는 주부는 자신은 물론 온 집안 식구를 비만, 난시, 신경통, 고혈압, 당뇨병, 신장병, 간장병, 암 등으로 내몬다. 상추 하나만 보더라도 농약과 화학비료를 사용하지 않고 천연 퇴비로 재배하는 생산자를 안다면 엄청난 행운이다. 하물며 3년 이상 숙성시켜야 하는 천연식초랴.

현미를 싫어하는 사람은 배아미(현미와 백미의 중간상태로, 배아와 호분층이 일부 살아 있는 3~4분도 정도의 쌀)라도 먹어야 한다. 백미를 먹으면서 자연식을 한다는 것은 모래 위에 집을 짓는 것과 같다. 배아미에 10퍼센트 정도의 콩이나 팥을 혼합하여 압력밥솥에 지으면 된다.

> **☀ 건강 TIP ☀**
> 현미와 함께 콩과 팥을 먹자

콩은 밭에서 나는 고기다. 단백질 40퍼센트, 탄수화물 35퍼센트, 지방 20퍼센트로 구성되어 있다. 쌀은 탄수화물이 80퍼센트 이상을 차지하므로 주식으로 먹으면 단백질, 지방이 부족해진다. 즉 쌀밥을 먹는 사람은 반드시 콩을 먹어야 하는 숙명에 놓이는 셈이다.

콩에 함유한 지질, 레시틴, 식이섬유, 사포닌 등은 콜레스테롤 수치를 줄여준다. 콩을 발효시킨 청국장과 천연식초에 절인 초콩 안에는 발암 물질의 활성을 억제하는 효소가 고농도로 들어 있어 암을 예방해준다.

이처럼 콩은 우리 몸에 필요한 영양소를 모두 갖추고 있어 매일 먹는 것이 좋다. 그러나 우리나라에서 소비하는 콩의 91퍼센트는 수입 콩이므로 될 수 있으면 국산 콩을 먹도록 해야 한다.

눈이 펄펄 내리는 겨울날 뜨뜻한 아랫목에 앉아서 먹는 팥죽은 우리나라 고유의 음식이다. 동짓날에 팥죽을 쑤어 액막이를 해온 풍습은 이미 고려 때부터 있었다고 《동국세시기(東國歲時記)》에 소개되어 있다. 그후 이사를 하면 으레 팥죽을 쑤어 집안의 평안을 기원해온 것은 풍속으로 정착되었다.

이와 같이 팥은 우리의 식생활과 밀접한 관계를 맺어왔기 때문에 속담에도 많이 이용되고 있다. 예를 들어 지나치게 남을 믿는 사람을 조롱하는 말로 인용되는 것이 "팥으로 메주를 쑨대도 곧이 듣는다"이다. 또 손해를 본 듯하나 기실 손해 본 것이 없다는 뜻에서 "팥이 풀어져도 솥 안에 있다"는 말도 있다.

팥은 콩과에 속하는 일년초로 '적두(赤豆)'라고도 한다. 우리나라에서는 쌀, 보리, 콩 다음으로 치는 오곡 중 하나다. 팥은 팥밥과 팥죽뿐 아니라 떡고물이나 빵, 생과자 등에 널리 이용되며 양갱 제조에도 쓰인다. 곡류 중에서 비타민 B1을 많이 함유하고 있어 쌀밥과 절묘한 궁합을 이룬다.

자연식의 셋째 조건: 엽록소가 살아 있어야 한다

식물이 초록색으로 보이는 이유는 무엇일까? 초등학교 시험에 자주 등장했던 이 문제의 정답은 '엽록소'다. 식물의 세포 안에 들어 있는 엽록소라는 물질은 식물이 광합성을 할 때 필요한 에너지를 태양으로부터 받아들이는 중요한 역할을 한다.

말하자면 태양 에너지를 받아들이는 안테나인 셈인데, 엽록소는 물과 이산화탄소, 태양 에너지를 촉매로 하여 포도당과 산소를 전환하는 탄소 동화 작용을 한다. 이렇게 생성된 에너지는 인간에게 가장 훌륭한 먹을거리인 씨앗과 열매, 채소와 나물을 만들어낸다. 그렇다면 먹을거리로서의 엽록소는 우리 몸에서 어떤 역할을 할까?

첫째, 조혈 작용을 한다. 양질의 엽록소는 천연 철분제제라고 해도 과언이 아닐 정도로 좋은 피를 만들어낸다. 엽록소의 기본 물질인 '포르피린(엽록소 따위의 색소 성분)'의 구조는 헤모글로빈과 거의 흡사하다. 헤모글로빈은 혈액의 적혈구 안에 들어 있는 일종의 미세한 단백질로서 산소를 운반하는 역할을 한다.

둘째, 효소를 활성화한다. 엽록소에는 생명 유지 물질인 각종 비타민과 미네랄은 물론 아직 인간이 생화학적으로 발견하지 못한 유익 물질까지 함유하고 있어 효소를 만들고 활성화하는 역할을 한다. 엽록소와 효소의 만남은 생명을 유지할 수 있는 근원적인 힘이라고 할 수 있다.

셋째, 섬유질이 풍부하다. 섬유질이라는 말은 우리에게 꽤 친숙한 용어가 되었다. 비만한 사람이나 변비가 있는 사람, 고지혈증이나 당뇨병 등 각종 성인병에 시달리는 사람들의 식사 처방에는 반드시 섬유질이 풍부하게 들어 있는 채소와 과일을 많이 먹으라는 말이 들어간다.

섬유질은 그 자체로는 영양가가 없지만, 마치 스펀지처럼 수분을 빨아들여 대장 운동을 자극하여 변통을 쉽게 하고 변비를 예방하는 것은 물론 장 속에서 비타민 B군의 합성을 촉진하고 장내 유독가스 발생을 막아 대장암 등을 예방한다. 섬유질은 식물의 잎에 엽록소와 같이 존재하기 때문에 엽록소를 섭취하게 되면 섬유질까지 동시에 섭취할 수 있다.

넷째, 체질을 개선해준다. 체액은 우리 몸 세포의 전해질 농도의 차이로 구분되는데, 산성과 알칼리성으로 나뉜다. 엽록소에는 양질의 비타민과 무기질이 많이 들어 있기 때문에 체액 속의 전해질 농도를 약알칼리성으로 맞춰준다.

살아 있는 엽록소를 가장 확실하게 섭취하는 방법은 생된장에 마늘을 많이 찧어 넣어 생감자, 생고구마, 생채를 찍어 먹고, 쑥, 미역, 무, 당근, 시금치를 식초, 마늘, 깨로 양념해서 꼭꼭 씹어 먹는 것이다.

특히 이른 봄에 돋아나는 쑥의 새싹은 철분, 칼슘이 많을 뿐만 아니라 비타민 A는 같은 양의 쇠간보다 많고, 비타민 C는 딸기나 귤보다 많다. 쑥의 새싹과 잎이 두 개 달린 조선송의 솔잎을 보면 그냥 지나치지 말기 바란다.

자연식의 넷째 조건: 좋은 물을 올바르게 마시자

물은 도처에 있는 무색·무취의 액체이며, 생물의 생존에 꼭 필요한 물질이다. 지구상에서 생명이 있는 것은 모두 물에 의존하고 있다. 인간은 물론 동물이나 식물 그리고 어떠한 작은 미생물도 물 없이는 아무리 많은 영양분이 있다 해도 살 수 없다. 물이 생명의 근원이라고 불리는 연유다.

그리스 자연철학의 시조 탈레스는 "물은 만물의 근원"이라고 하며 우주의 근원과 자연의 이치를 '물'로 설명하려고 했다. 중국의 관자(管子)는 "물이란 무엇인가? 만물의 본원(本源)이며 제생

(諸生)의 종질(宗質)이다"라고 하였다. 또한 고대 가나안 지방에서 출토된 토판에는 "물은 생명의 근원이다"라는 구절이 상형문자로 쓰여 있다.

건강을 생각한다면 물 먹는 습관부터 제대로 들여야 한다. 우리 몸에서 물이 차지하는 비율은 60~85퍼센트나 되므로 약간 과장되게 표현한다면 사람은 '걸어 다니는 물통'이라고 할 수 있다. 우리 몸속의 물은 순환, 배설, 체온 조절 등 생명 유지에 필요한 각종 신진대사를 주도한다. 또 세포 내 효소활동에 가장 중요한 윤활유다. 충분한 수분 섭취는 건강한 생활을 유지하는 비결이다.

좋은 물은 많이 마셔도 부담이 없다. 요로결석 예방과 치료에 효과가 있다. 발암물질을 대변으로 배설하게 해 방광염과 방광암, 전립선암, 신장암 등을 예방하는 데 도움이 된다. 혈액순환을 도와 뇌졸중과 심근경색도 예방한다. 몸에 수분이 충분해야 눈을 보호하는 눈물의 분비도 왕성해진다. 미국 안과학회는 눈 건강을 위해 하루 2리터의 물을 마시라고 권장하고 있다.

건강 TIP

물은 얼마나 마셔야 할까?

체내 수분 중 매일 몸 밖으로 빠져나가는 양은 대소변 1.4리터, 호흡 0.6리터, 피부 증발 0.5리터 등 총 2.5리터 정도다. 이에 반해 음식 섭취와 대사 과정으로 체내에 보충되는 양은 1리터밖에 되지 않는다. 그러므로 성인은 하루 평균 1.5리터의 물을 별도로 마셔야 한다.

그러나 우리나라 성인의 하루 평균 물 섭취량은 0.6리터 수준이다. 물 마시기를 소홀히 하여 만성적인 탈수증에 시달린다고 지적할 수 있다. 신장병의 발병 원인은 대부분 좋은 물을 많이 마시지 않는 것이다.

물을 한낱 광물질로 보면 큰 오산이다. 물에는 마음과 의식 그리고 기억력도 있다. 물에 감사하며 물을 보호하고 물을 잘 마실 때, 건강은 이미 절반 이상 약속받은 것이나 다름없다.

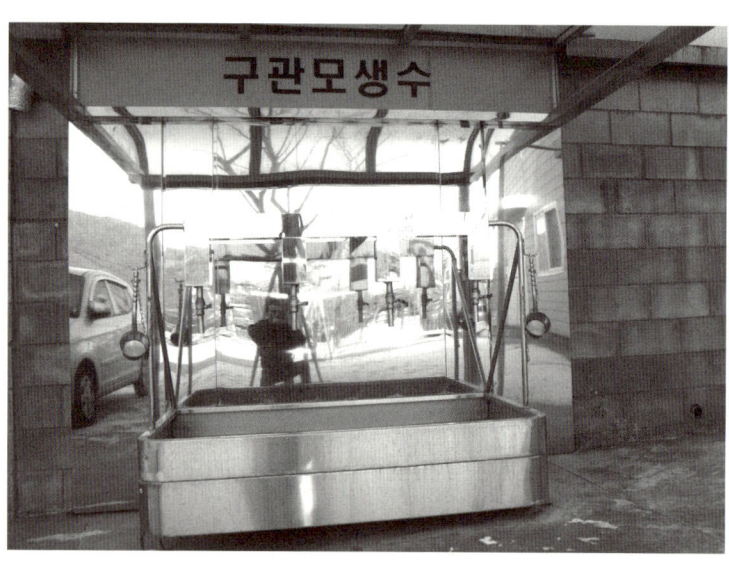

구관모식초가 위치한 대구시 달성군 가창면 삼산리 계곡은 천하제일의 퇴적암반수가 솟구치는 지역이다. 대구 지하수에는 미네랄 함유량을 판단하는 총용존고형물질(TDS: Total Dissolved Solid)이 500㎎/ℓ에 이르고 있어 프랑스 에비앙 광천수의 305㎎/ℓ를 능가한다고 한다. 철철 흘러넘치는 대자연의 축복이다.

아무리 좋은 물이라도 탱크에 저장되었다가 나오거나 배관이 길면 수질이 나빠진다. 본 생수는 지하 140미터 암반에서 퍼 올려 저장하지 않고 바로 나오는 장치로 공급한다.

우리나라 식초의 자부심을 지켜나가는 구관모식초는 허가받은 식품회사다. 감사 기관에서 식품회사를 상대로 하는 정기적인 수질 검사 외에도 자체적으로 수질 관리를 엄격하게 하고 있다.

〈조선일보〉 2012년 3월 21일 자 보도에 의하면, 수입 생수가 국산 생수보다 최고 185배나 비싸다고 한다. 2012년 3월 기준으로 우리나라에서 가장 비싼 가격에 판매되고 있는 생수인 에비앙은 750㎖에 2만 5천 원이나 한다. 필자는 에비앙 광천수를 훨씬 능가하는 퇴적암반수를 무료로 퍼 가게 하고 자택까지 보내주는데, 수백 배 비싼 외국제 생수를 사 먹고 있다니 기가 막힌 현실이다.

자연식의 다섯째 조건: 좋은 소금을 올바르게 먹자

현대의학에서는 소금이 나쁘다며 줄여 먹으라고 야단이지만, 소금이 없다면 인간은 생명을 유지할 수 없다. 소금은 인체에 위산을 만들어주어 영양 흡수를 7배나 높이고, 세포의 재생이나 활동에 없어서는 안 되는 귀한 물질이다. 성서에서도 소금을 '빛과 소금'에 비유함으로써 그 가치를 일깨워주고 있다.

우리 인체에 세포가 필요로 하는 대부분의 미량 원소는 천일염 섭취로 충족된다. 이처럼 귀한 소금이 언제부터인가 천덕꾸러기가 된 것은 서양 의사들이 소금이 고혈압을 일으키는 주범이라고 못박은 이후부터다.

하지만 소금이 고혈압의 주요 원인이라는 주장은 임상시험에 흰 소금만을 사용한 데서 나온 해프닝이다. 의학자들이 천일염과 흰 소금의 차이를 구분하지 못한 상식 부족으로 잘못 내린 실험 결과다.

의사들 말대로 흰 소금은 신장에 손상을 주어 고혈압을 일으킨다. 흰 소금에 들어 있는 염화나트륨은 신장의 섬유질을 엉망으로 만들어 쭈그러뜨리고, 소변의 수송 통로를 경화시켜 이뇨 작용을 방해하여 고혈압을 일으킨다.

그렇다고 해서 염소나 나트륨이 우리 몸에 필요 없다는 이야기는 아니다. 이 성분들이 없으면 세포가 구조를 유지하지 못하고 정화 능력을 잃는다. 나트륨은 노화와 질병으로 생긴 '수산염 결정체'라는 물질을 용해하기 때문이다.

문제는 마그네슘을 비롯한 일체의 미네랄 성분이 제거된 흰 소금의 나트륨이 본연의 임무를 수행하고 나서 몸 밖으로 배출되지 않고 조직에 쌓여 신장을 망가뜨린다는 것이다. 이와 반대로 천일염은 마그네슘 등이 다량 함유되어 나트륨이 수산염 결정체를 용해하는 임무를 끝낸 후 신장에 정체되지 않도록 도와준다.

최근 이름도 낯선 괴상한 소금이 신비의 명약인 것처럼 선전되어 과다 섭취하는 위험천만한 일이 벌어지고 있다. 한국인의 하루 평균 소금 섭취량은 22그램이나 되는데, 별도로 소금을 직접 섭취하면 소모되지 못한 무기 광물질이나 염화나트륨이 독이 되어 몸 안에 쌓이는 위험한 결과를 낳는다.

소금에 함유된 특별한 성분이 효과를 나타낸다고 해서 그것을 화학적으로 합성해서도 안 된다. 어디까지나 염화나트륨에 여러 가지 성분이 합성된 자연 상태의 천일염을 써야 한다. 소금 하나만 잘못 먹어도 건강장수는 없다. 식초와 소금은 인체를 지켜주는 두 명의 파수꾼과 같다.

* 건강 TIP *
간장, 된장으로 발효시켜 먹자

소금을 가장 잘 섭취하는 방법은 간장, 된장, 젓갈 등으로 발효시켜 먹는 것이다. 이들 식품에 들어간 소금은 콩, 생선에 들어 있는 단백질이 효모와 함께 숙성되면서 간수 성분이 무해 물질로 바뀌어 체세포에 부드럽게 흡수된다. 다만 소금에 이러한 변화가 일어나는 데는 어느 정도 기간이 필요하므로 속성으로 양조된 간장, 된장은 부적당하다. 1년 이상 숙성시킨 간장, 된장, 젓갈이 좋다.

옛날 승려들이 머리도 좋고 건강하게 장수한 것은 육식을 끊고 채식, 특히 생명력을 북돋우고 면역력을 증가시키는 콩 제품 등을 이용했기 때문이기도 하지만, 이들 콩 제품과 더불어 필요한 염분을 간장, 된장으로 많이 섭취한 것도 밀접한 관계가 있다.

간장의 발효 과정에는 양질의 소금이 필요하다. 지나치게 정제한 흰 소금으로는 맛좋은 간장을 만들 수 없다. 소금의 미네랄이 부족한데다가 효모의 활성도 약해져 풍미뿐 아니라 건강 증진 효과도 떨어진다.

간장, 된장은 소금의 분신이라고 할 만한 식품이다. 짠맛뿐 아니라 약간 단맛도 나서 독특한 맛을 만들어낸다. 천일염을 사용할 때 비로소 건강에도 좋고 풍미도 있는 간장과 된장을 얻을 수 있다.

우리 조상은 참나무 발 위에 천일염을 올려놓고 10킬로그램이 7킬로그램 정도가 될 때까지 자연스럽게 간수를 빼서 사용했다. 바로 이 양질의 소금 덕분에 뛰어난 간장과 된장이 탄생했다.

염분을 된장으로 섭취하는 것이 몸에 좋은 이유는 소금의 미네랄이 다른 효모나 비타민류와 합쳐져 한층 효과적으로 활동함과 동시에 콩의 단백질이 간수의 유해성분과 결합하여 무해하게 변하기 때문이다. 된장 속 소금은 소화 촉진에도 좋은 영향을 미친다.

> **건강 TIP**
> 소금은 간수를 빼고 사용하자

소금은 염전에서 천일염으로 제조할 때 염화나트륨뿐만 아니라 바닷물에 들어 있던 칼륨, 칼슘, 마그네슘 등 여러 가지 미네랄 성분이 함께 결정·석출되는 과정을 거친다. 간수는 이때 결정되지 못하고 남은 성분이 많이 포함된 잔여액으로, 엉기거나 뭉쳐서 굳어지는 성질이 있어서 주로 두부를 만들 때 사용한다. 그러나 응고되는 성질은 혈관에 나쁜 영향을 미친다는 의심을 계속 받아오고 있다.

어쨌거나 간수는 영양학적으로 불순물이 지나치게 많이 함유되어 있어 건강에 좋지 않다. 또 간수가 덜 빠진 소금은 쓴맛이 많이 나고 깔끔하지도 않다. 간수를 빼는 방법은 간단하다. 큰 항아리나 스테인리스통에 소금을 가득 담아 여러 해 보관하면 된다. 항아리 밑에 구멍을 뚫어두면 좋겠지만, 가정에서는 그렇게 하기 어려우므로 항아리 밑에 고이는 간수는 버리고 위쪽 소금만 쓰면 된다.

비닐포대에 담긴 소금을 그대로 둔 채 간수를 빼는 방법은 좋지 않다. 왜냐하면 비닐이나 플라스틱에 열을 가하거나 장기 보관하면 환경호르몬에 오염되기 쉽기 때문이다.

소금도 식량처럼 보관해두고 먹으면 소금 파동도 걱정 없고 가족 건강도 지킬 수 있다. 간수를 어떻게 제거했느냐에 따라 소금값이 달라진다. 가정에서 소금을 고열에 볶는 방법도 간수를 제거하는 한 가지 방법이다.

우리나라에서 소금을 섭취하는 가장 좋은 방법은 전라남도 신안군에서 천일염을 직접 구해서 수년간 간수를 빼고 간장, 된장, 젓갈로 발효시켜 먹는 것이다.

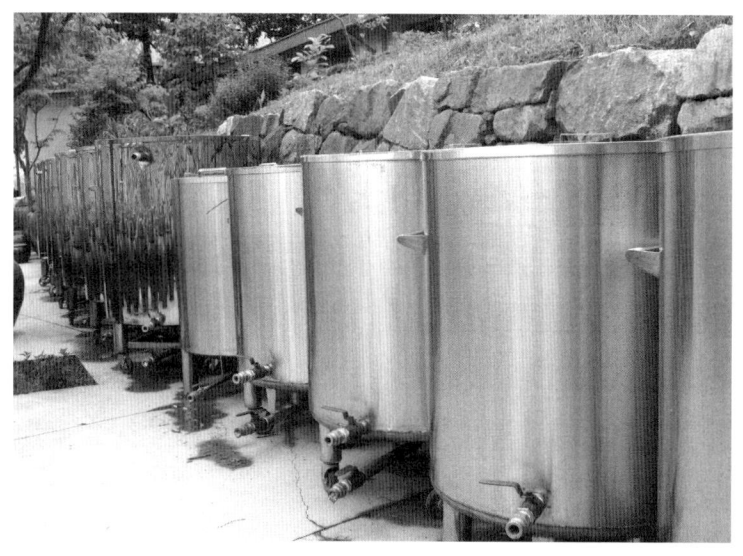

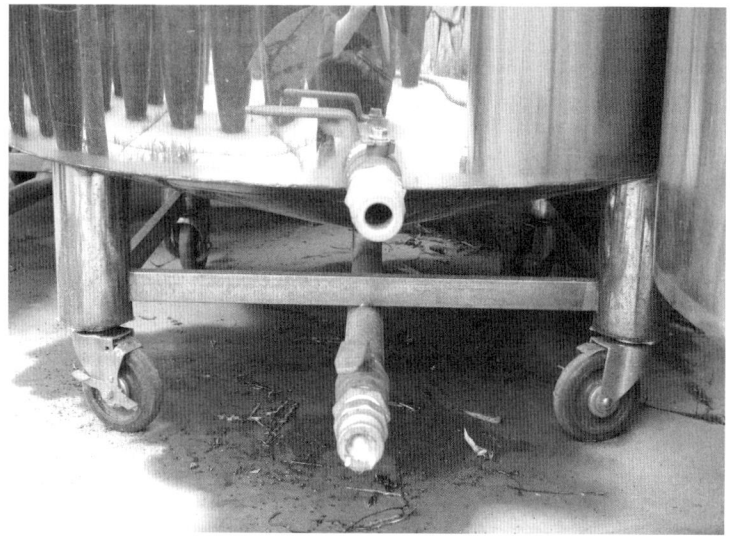

가정마다 위 사진과 같이 간수 빼는 스테인리스통을 하나씩 만들면 좋겠다. 밑으로 간수가 빠지고 있다.

천일염과 토판염

천일염과 토판염은 기계로 만든 소금이 아니라 둘 다 바닷가 염전에서 얻는 소금이지만, 생산 방식에는 차이가 있다.

천일염은 염전 바닥에 PVC 장판이나 타일 또는 옹기를 깔아 만드는데, 햇빛의 열을 잘 흡수하게 해서 짧은 시간과 적은 노동력으로 많은 양의 소금을 생산할 수 있는 방식이다.

토판염은 염전 바닥에 어떠한 인공 시설도 하지 않고 자연 갯벌을 롤러로 단단히 다진 흙 위에서 만든다. 일반 천일염은 염전 바닥에 장판이나 타일을 깔아 갯벌에 생존하는 다양한 미생물들의 영양분이 소금에 제대로 스며들지 못한다는 단점이 있지만, 토판염은 갯벌이 품고 있는 다양한 유기화합물과 천연 미네랄이 소금에 스며들어 영양가 면에서 최고의 소금으로 친다.

목포대학에서 프랑스의 '게랑드' 소금과 우리나라 서해안에서 나는 토판염의 성분 분석을 했는데, 우리나라의 토판염이 게랑드 소금보다 영양 면에서 훨씬 능가하는 것으로 나타났다. 그러나 아쉽게도 현재 우리나라의 토판염전은 거의 사라지고, 전남 신안군에 겨우 몇 군데 남아 있는 정도다.

올바른
운동

몸을 쓰지 않는 만큼 쇠퇴하는 건강

인류는 지구상에 출현한 이래로 살아남기 위해 쉬지 않고 몸을 움직여야 했기에 지금처럼 일부러 운동할 필요는 없었다. 그러나 오늘날에는 먹을 것을 찾아 수렵을 하거나 물고기를 잡거나 농사를 짓는 사람은 줄어들었다. 다른 곳으로 이동할 때도 뛰거나 걸을 필요가 없고, 집에 불을 지피기 위해 나무를 벨 필요도 없어졌다. 대부분 사람이 일도 앉아서 하고 이동도 앉아서 하며 시간이 나면 앉아서 쉰다.

그러나 우리 몸은 땀을 흘리지 않으면 살아남을 수 없다. 몸은 쓰지 않으면 쇠퇴한다. 오늘날 만연하는 각종 질병, 이를테면 심장질환, 동맥질환, 정신계통 장애, 골다공증, 암이 많은 것도 올바르지 못한 식생활과 함께 운동 부족이 원인이다.

우리 몸에는 땀구멍, 혈구멍 등 눈에 보이거나 보이지 않는 구멍이 하늘의 별보다 더 많다. 이 무수한 구멍으로 나쁜 가스가 나

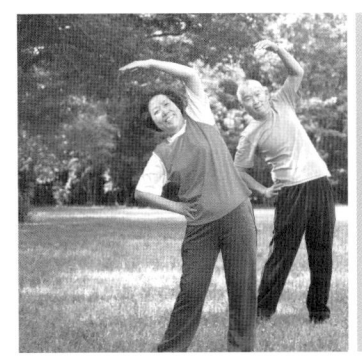

가고 좋은 산소가 들어오기 때문에 60조 개나 되는 세포가 살아갈 수 있다.

운동으로 땀을 흘리면 폐장 속에 있던 탄산가스와 간장, 신장에 쌓인 독소가 배출되고, 혈액순환이 좋아진다. 혈압과 당뇨도 정상으로 내려가고 칼슘도 효율적으로 뼈에 정착한다.

그러나 운동 부족으로 심호흡을 하지 못하면 폐가 3분의 1밖에 움직이지 않게 되므로 산소 흡입량과 가스 배출량이 원만하지 못해서 병에 걸린다. 편히 지내는 부자들에게 병이 많은 것은 바로 이 때문이다. 병을 고치기 위해 심호흡을 위한 운동은 하지 않고 그저 편히 쉬면서 좋다는 약만 먹고 있으니 사태는 점점 악화될 따름이다.

《동의보감》에 "약보(藥補)보다 식보(食補)가 낫고 식보보다는 행보(行補)가 낫다"는 말이 있다. 약으로 몸을 보하기보다는 음식이 낫고, 그보다는 걷기가 더 좋다는 뜻이다.

걷기는 발바닥을 땅에 부딪치는 과정을 반복하며 다리로 내려온 혈액을 심장으로 퍼 올려주는 기능을 한다. 산소 섭취량을 증가시켜 정혈 작용을 돕고, 다리와 허리의 근육량을 늘려준다. 순성 콜레스테롤은 증가시키는 반면 악성 콜레스테롤은 감소시킨다. 발을 '제2의 심장'이라고 하는 이유가 바로 여기에 있다.

인간이 자신의 몸으로 사는 것을 가장 쉽게 확인할 수 있는 시간은 걷고 있는 순간이다. 산길에 몸을 맡긴 채 걷거나 달린다고 해서 생의 중압감과 의무를 면제받는 것은 아니지만, 그 덕분에 숨을 가다듬고 사색하는 기회를 얻는다. 침묵을 깨는 동반자가 있으면 누리기 어려운 호사다.

우리 동네 뒤편에는 아담한 산이 하나 있다. 오밀조밀한 등산로는 어릴 적 친구만큼이나 친근감을 주지만, 무엇보다 정상 바로 밑에 조성된 조깅 트랙이 최고다. 한 번 달리는 데 500미터는 됨직한 그 트랙은 지금까지 필자의 건강을 지켜준 은혜로운 장소다.

나는 시간이 허락하는 한 거의 매일같이 그곳에서 뛰었다. 30년 전 간경변으로 생사의 기로에 섰을 때도, 사업이 망해서 집도 절도 없을 때도 그 트랙은 내 인생의 도장(道場)이 되어주었다.

병이 들었을 때는 운동 강도를 가능한 한 최대로 끌어 올렸다. 병의 원인이 효소와 산소 부족이라는 것을 간파한 덕분이다. 병고에 허덕일 때는 체중이 52킬로그램까지 내려갔지만, 운동과 식초 요법으로 건강을 회복한 후 20년 동안 줄곧 60킬로그램을 유지하고 있다.

요즘은 일부러 새벽에 일찍 일어나 몸을 움직인다. 밭을 일구거나 풀을 뽑고 식초를 만드는 일이 힘들 때도 있지만, 건강에 유익하고 재미도 있기에 계속하고 있다. 열심히 일하는 만큼 자연농산물을 수확할 수 있고, 그 수확으로 온 가족의 건강까지 지킬 수 있으니 보람도 크다. 옥상에라도 텃밭을 일구기를 권한다.

근육이 없으면 호흡도 할 수 없다

우리 몸의 혈액 안에는 단백질, 지방, 당, 비타민, 미네랄 같은 각종 영양소와 수분, 효소, 백혈구, 면역 물질 등이 포함되어 있다. 이런 성분들이 우리 몸 안의 60조 개나 되는 세포로 전달되는 덕분에 세포와 조직, 장기는 정해진 각자의 구실을 한다.

일반적으로 혈액순환에 관해서는 심장이 모든 책임을 짊어지고 있다고 생각하는데, 어른 주먹 정도 크기밖에 되지 않는 심장은 사실상 그럴 만한 힘이 없다. 실제로 심장의 운동을 돕는 것은 횡격막과 그 외의 근육이다.

횡격막은 가슴과 배를 나누는 원반 모양의 근육으로, 호흡하면 오르락내리락하면서 복부와 흉부 안의 장기를 마사지해주고 혈액순환을 좋게 해준다. 운동 또는 노동을 해서 호흡이 거칠어지면 횡격막의 상하 운동이 격렬해지므로 혈액순환이 좋아진다.

횡격막보다 직접적으로 심장의 혈액순환을 돕는 것은 체중의 절반 정도를 차지하는 근육이다. 근육은 수축과 이완을 반복하며 움직이는데, 이때 근육 속의 혈관도 함께 수축과 확장을 반복한다. 근육이 혈액순환을 좋게 하고 심장의 운동을 돕는 것이다.

운동으로 근육의 혈류가 좋아지면 전신의 장기와 조직, 세포로 통하는 혈류도 개선된다. 그뿐만 아니라 영양소나 면역 물질의 공급 기능과 노폐물의 운반 기능도 좋아져 여러모로 병을 예방하거나 개선하는 데 효과적이다. 심장이 받는 부담도 덜어져 심장병이 예방된다.

이 외에도 운동을 하면 다음과 같은 효능을 얻을 수 있다.

운동의 효능

- 근육량이 늘어나고 강해져서 잘 넘어지지 않는다(근력 저하로 생기는 전도골절은 몸져눕게 되는 원인 중 3위를 차지한다).
- 뼈가 강해져 골다공증에 잘 걸리지 않는다.
- 체온 조절 능력이 발달하여 더위와 추위에 강해지고 감기에 잘 걸리지 않는다.
- 혈액 안에 좋은 콜레스테롤(HDL)이 증가하므로 뇌경색, 심근경색, 고혈압 같은 혈관성 병변을 방지할 수 있다.
- 영양소를 충분히 이용할 수 있고 배설이 촉진되므로 위장의 움직임이 좋아진다.
- 정신적 스트레스가 해소된다. 운동을 하면 긴장을 풀 때 나오는 알파파와 쾌감 호르몬인 베타엔도르핀이 분비된다.
- 폐의 기능이 강화된다. 운동을 하면 깊은 호흡을 할 수 있어 감기, 기관지염, 폐기종 등도 예방된다.

인간의 노화는 근육의 쇠퇴 정도와 비례해서 진행된다. 근육이 체중의 절반 가까이 차지하고 있기 때문에 당연한 결과다. 젊음을 유지하고 싶다면 근력을 유지하는 것이 무엇보다 중요하다.

근육은 단련할수록 강해지지만, 게을리 관리하면 금세 힘이 빠져버린다. 근육은 정직한 조직인 만큼 쇠약해졌더라도 운동으로 단련하면 다시 강해질 수 있다. 근육은 나이와 아무런 관계가 없다. 60세가 되든 70세가 되든 운동으로 근육을 단련할 수 있다.

남성을 나타내는 한자 '남(男)'은 밭에서 힘을 쓰며 일한다는 뜻이다. 특히 하반신 근육은 건강 유지에 필수다. 인체의 근육은 70퍼센트 이상이 허리 아랫부분에 몰려 있기 때문이다. 남성이 노동으로 하반신을 단련하는 행위는 가족을 부양하고 자손을 남기는 수컷의 기능을 하기 위해서도 중요하다. 하반신이 약한 남성은 남자 구실을 제대로 하기 어렵다.

요즘 들어 남성의 정자 부족이나 발기부전이 사회적인 문제로 부각되고 있다. 몸을 단련할 시간과 기회가 현저히 줄어들어서 생긴 현상이다. 고지혈증이나 고혈압, 당뇨병이 증가한 이유 역시 마찬가지다.

운동의 좋은 점은 이뿐만이 아니다. 신진대사를 촉진하고, 비만을 해결하며, 정신적인 스트레스를 해소한다. 근육을 움직이면 땀이 나오고 체온이 약 1도 정도 상승한다. 체온이 상승하면 기초대사량과 면역력이 높아지므로 질병 예방과 개선에도 도움이 된다.

건전한 삶과 원만한 가정, 화목한 부부생활을 위해서라도 몸을 부지런하게 움직이는 것이 좋다. 몸을 충분하게 움직여 근육이 붙으면 남성으로서 자신감도 생긴다. 근육을 단련하여 자신감을 갖는 것이야말로 남성이 건강하게 살 수 있는 전제 조건이다.

페니스는 제3의 다리

하반신이 약해져서 생기는 또 한 가지 문제는 성 기능 쇠퇴다. 흔히 페니스를 '제3의 다리'라고 부르는데, 다리가 가늘어지면 세 번째 다리인 페니스 역시 힘이 떨어지는 게 당연하다.

남자다운 다부진 몸매는 투쟁심, 결단력, 논리적 사고력같이 남성에게 두드러지게 나타나는 특성을 형성하고, 성욕을 고취하는 테스토스테론이라는 호르몬도 하반신이 건강해야 왕성하게 분비된다. 실제로 테스토스테론이 풍부하게 분비되는 남성은 매사에 열정적이다. 테스토스테론을 만드는 곳은 바로 하반신에 있는 부신과 고환이다. 하반신의 근육이 약해진 남성은 정력과 활력의 원천이라고 할 수 있는 테스토스테론이 부족해진다. 이것은 정력 감퇴와 무기력의 원인이 된다.

남성으로서 힘을 회복하는 방법은 간단하다. 하반신을 단련하고 '음자호산(陰子好酸)', 즉 호르몬의 원료가 되는 유기산을 먹어야 한다. 천연식초, 과일, 김치 등에서 신맛을 내는 것이 유기산이다. 다슬기식초를 마시고 산천을 달리자. 그리고 등산을 하고 자전거도 타자. 억만금을 주고 구한 정력제보다 이 방법이 훨씬 낫다.

글을 마치며

만고불변의 건강 진리

이상으로 부족하나마 자연에 순응하고 제독, 자연식, 운동을 삼위일체로 실행하는 만고불변의 건강 진리를 설명했다. 다시 한 번 요점을 정리하며 마무리 당부 말씀을 드린다.

첫째, 화창한 마음을 가져야 한다.
인간으로서 가장 비참한 것은 예의가 없는 것이고, 인간으로서 가장 존귀한 것은 대가를 바라지 않고 남을 돕는 것이다. 대가를 바라지 않고 남을 도와야 남이 진정으로 고마워하고 나 스스로 즐겁고 온화하고 맑아진다. 대가를 바라고 남을 도우면 기대한 만큼 보답하지 않는 경우가 많기 때문에 오히려 섭섭함과 미움이 생긴다.
"건강한 신체에 건강한 정신이 깃든다"는 진리는 초등학교 때 배운 것이다. 건강한 신체와 화창한 마음을 갖기 위해서는 먼저 장을 비워야 한다. 장에 부패균이 가득 차 있으면 좋은 마음이 깃들 수 없다.

둘째, 자연식을 먹어야 한다.

우리가 먹는 음식이 몸을 만들고 정신을 만든다. 올바른 음식을 먹으면 올바른 몸이 만들어져 건강해지지만, 잘못된 음식을 먹으면 나쁜 몸이 만들어져 병이 들기 마련이다.

오늘날 우리의 식생활을 보면 각종 화학첨가제로 가공한 인스턴트식품과 패스트푸드가 판을 치고 성장호르몬과 항생제로 길러진 가축과 양식어류가 범람하고 있다. 이런 비자연적인 식생활로 체내에 화학 독소와 노폐물이 축적되어 암 등 각종 질병이 생긴다.

자연식을 아는 사람이나 모르는 사람이나, 부자나 가난한 사람이나 밥은 비슷하다. 문제는 양념이다. 식초, 소금, 간장, 된장, 김치, 청국장, 고추장, 파, 마늘, 고추, 깨, 생강, 젓갈 등을 철저하게 점검해야 한다.

주식인 탄수화물, 단백질, 지방은 몸을 만들고 양념인 효소, 비타민, 미네랄은 피를 만든다.

빙초산이 함유된 식초, 부산물염으로 만든 김치, 단무지, 젓갈, 석유의 부산물인 헥산이 들어 있는 식용유 등은 우리의 건강을 파괴하는 마귀들이다.

공해와 가공식이 범람할수록 태양처럼 떠오르는 것이 식초다. 식초는 각종 부패균을 10분 이내에, 콜레라균도 30분 이내에 사멸시키는 천연의 살균·해독제다.

위암을 일으키는 헬리코박터균을 살균하고, 간장·신장에 쌓이는 독소를 해독할 수 있는 식품은 식초밖에 없다.

식초는 빙초산이 혼합된 것인지, 기계로 만든 것인지 분간하기 어렵다. 따라서 직접 식초를 만들어 드시기를 진심으로 바란다. 다슬기식초는 만들기 어려워도 단순한 막걸리식초는 제조하기 쉽다.

셋째, 운동을 해야 한다.

운동을 하지 않아 폐와 심장이 쪼그라들고 발기부전, 조루증, 뇌신경 쇠약이 일어난다. 운동해서 근육량을 늘리고 체온을 올려야 한다. 암세포는 잉여 영양분을 먹고 저체온에서 자란다. 이불 속에서도 발이 시리다는 상담을 필자는 자주 받는다. 매일 한 시간씩 걷고 등산하라. 찜질방, 목욕탕에 자주 가고 아파트 계단이라도 오르라.

넷째, 약은 독이다.

독으로 독을 제압하는 일시적인 치료제는 한쪽을 치료하면 또 한쪽을 베는 양날의 칼이다. 세상에서 가장 어리석은 사람은 약을 좋아하는 사람이다. 고혈압 약, 당뇨병 약을 달고 사는 한 그는 바람 앞의 등불과도 같은 신세다.

미국 하버드 대학교수 겸 의학박사이며, 뛰어난 문학 작품을 많이 써서 널리 알려진 문호인 올리버 벤터 홈스는 다음과 같은 강의로 파장을 일으켰다.

"지금까지 써온 모든 '약'을 바닷속으로 집어던져 버리면 우리 인간은 병고와 가난에서 벗어나 행복하게 살 것이다. 바다의 물고기들은 달갑지 않은 쓴맛을 보며 고통에 시달리며 살 것이지만."

유명한 대학교수인 의학박사가 이와 같은 엄청난 소리를 했으니 그 파문이 굉장했다. 그의 말처럼 약이라는 이름을 가진 모든 것에 경각심을 가져야 한다.

다섯째, 사는 곳이 중요하다.

사는 곳은 경제활동과 직결되어 있어서 대부분 서민에게는 지극히 해결하기 어려운 문제다. 그래도 원리를 알고 가급적 산이나 시골을 자주 찾는 것이 도움이 될 것이다.

"콘크리트 집에 살면 수명이 8년 단축된다"는 연구 결과에 필자는 깊이 공감한다. 대리석 집에는 노예가 살고 초가집에는 신선이 산다. 잠을 자는 동안 뇌신경은 휴식을 취하며, 피는 간장에 들어와서 쉬고 낮 동안 흐트러진 신체를 복원하므로 잠을 어디에서 자는가가 중요하다.

경제적으로 여유가 있다면 공기 맑고 좋은 생수가 있는 곳에 터를 잡고 겨울에는 황토방, 여름에는 편백나무(히노키) 방에서 자는 것이 진정한 호사다. 부자들은 하루라도 빨리 아파트에서 나오라.

필자는 지난 20여 년간 오직 한 길 건강 장수법만 연구했다. 이 책이 음식을 잘못 먹어 발생하는 식원병인 암, 뇌졸중, 치매를 예방하고, 천연식초에 대한 인식을 바꾸는 데 도움이 되길 기대한다.

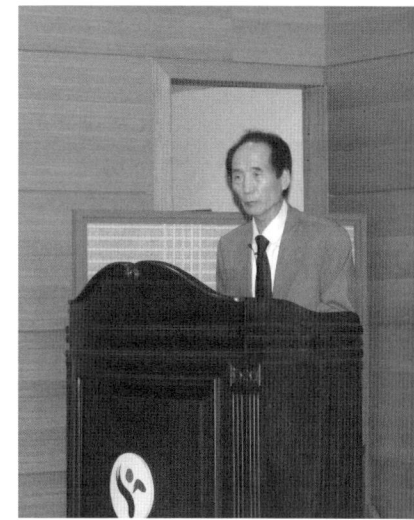

'병 없이 사는 법과 천연식초' 라는 주제로 강의하는 모습

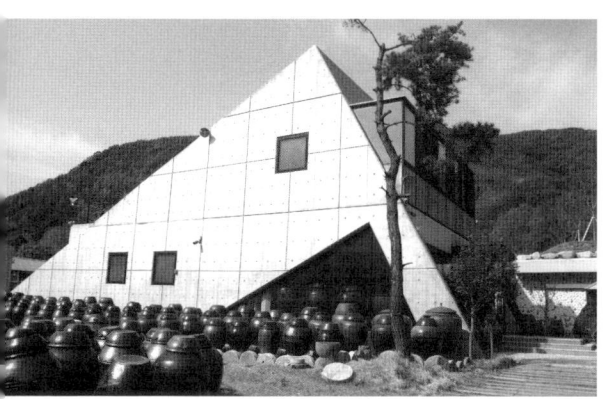

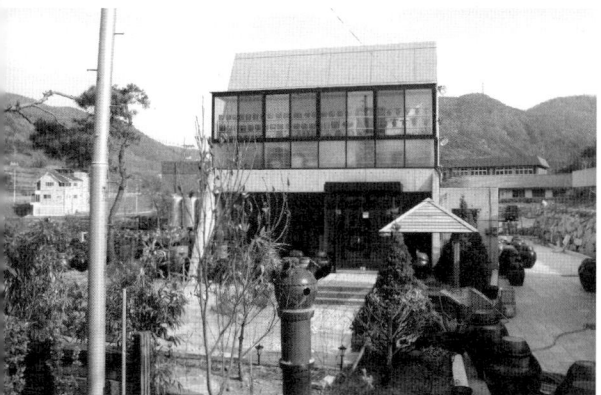

구관모천연식초연구소

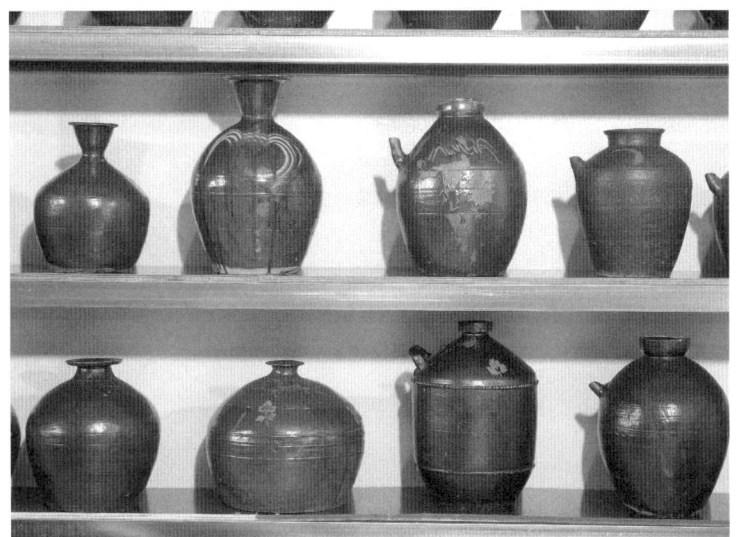

각종 초두루미: 전 세계 어떤 민족도 식초 항아리를 이렇게 놀라운 기능과 아름다운 예술품으로 빚어 사용한 민족이 없다. "아름다워라 초두루미여!" 조상의 혼백이 손짓하여 부르고 있는 듯하다.

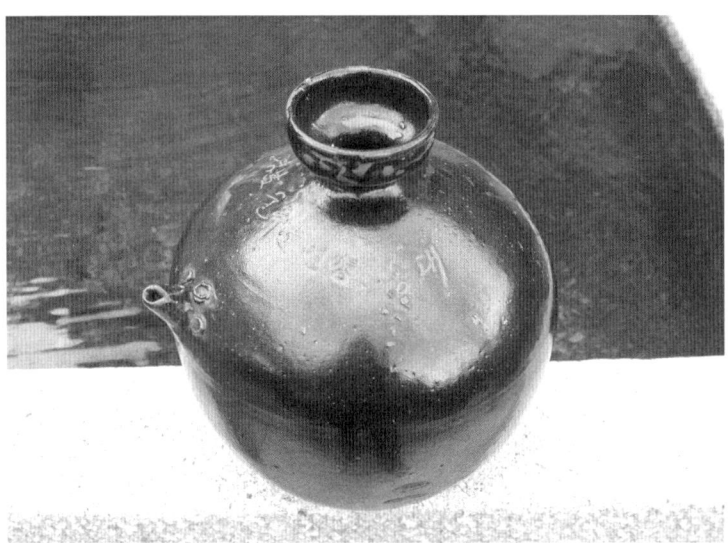

울산시 울주군 언양면 송대리에서 지금은 백골이 진토 되어 흔적도 없고 이름도 없는 한 도공이 이렇게 아름다운 초두루미를 남겨놓았다.

참고도서

건강100세 자료실, 《노화촉진의 주범 활성산소》, 예예원, 1998.

고다 미쓰오, 《장, 비워야 오래 산다》, 이지북, 2005.

곤도 마코토, 《암과 싸우지 마라》, 도서출판 한송, 1996.

곽재욱, 《식용유를 먹지 않아야 할 10가지 이유》, 명상, 2001.

권태완, 《콩 건강여행》, 성하출판, 1995.

기준성·모리시타 게이이치, 《암 두렵지 않다》, 중앙생활사, 2006.

기준성·모리시타 게이이치, 《병원 가지 않고 고치는 암 자연요법》, 중앙생활사, 2011.

기준성·아보 도오루·후나세슌스케, 《암은 낫는다 암은 고칠 수 있다》, 중앙생활사, 2008.

김동현, 《유산균이 내 몸을 살린다》, 한언, 2007.

김여환, 《죽기 전에 더 늦기 전에》, 청림출판, 2012.

김종수, 《따뜻하면 살고 차가워지면 죽는다》, 중앙생활사, 2003.

김한복, 《청국장 다이어트&건강법》, Human&Books, 2003.

김해석, 《왜 사는가 왜 죽는가》, 해누리, 2001.

김효진, 《피부 살림법》, 보보스, 2003.

나구모 요시노리, 《1일1식》, 위즈덤스타일, 2012.

나카무라 진이치, 《편안한 죽음을 맞으려면 의사를 멀리하라》, 위즈덤스타일, 2012.

니시하라 가쓰나리, 《면역력을 높이는 생활》, 전나무숲, 2008.

니와 유키에, 《난치병을 완치하는 대체의학》, 지성문화사, 2004.

데이비드 징크젠코, 《남자의 사랑은 섹스다》, 더난출판, 2009.

로빈 베이커, 《정자전쟁》, 까치, 1977.

류창열, 《심뽀를 고쳐야 병이 낫지》, 국일미디어, 2002.

마쓰다 야스히데, 《면역력을 높이는 장 건강법》, 조선일보사, 2005.

마쓰이지로, 《아침밥 절대로 먹지 마라》, 펜하우스, 2007.

모리시타 게이이치, 《암도 낫게 하는 자연식》, 시골문화사, 1987.

박록담, 《우리 술 빚는 법》, 오상, 2002.

박찬영, 《양념은 약이다》, 국일미디어, 2010.

사이토 마사시, 《체온 1도가 내 몸을 살린다》, 나라원, 2010.

신야 히로미, 《병 안 걸리고 사는 법》 전 2권, 이아소, 2006.

신야 히로미, 《위·장만 제대로 알면 건강 완전 정복》, 한언, 2007.

신현재, 《엔자임: 효소와 건강》, 이채, 2005.

아보 도오루, 《암은 스스로 고칠 수 있다》, 중앙생활사, 2003.

아보 도오루, 《약을 끊어야 병이 낫는다》, 부광, 2004.

안병수, 《과자, 내 아이를 해치는 달콤한 유혹》, 국일출판사, 2005.

안현필, 《삼위일체 장수법》 전 4권, 한국일보사, 1994~1996.

앤드루 와일, 《자연 치유》, 정신세계사, 1996.

앤드루 와일, 《자연건강 자연치료》, 푸른평화, 1993.

앤드루 와일, 《건강하게 나이 먹기》, 문학사상사, 2007.

오사나이 히로시, 《소식 이식 장수비법》, 태웅출판사, 2003.

오사와 히로시, 《가공식품, 내 아이를 난폭하게 만드는 무서운 재앙》, 국일미디어, 2005.

오카다 이코, 《건강에 기초가 되는 혈액 건강법》, 글사랑, 1995.

와타나베 쇼, 《기적의 니시 건강법》, 태웅출판사, 2003.

와타나베 쇼, 《아침 식사는 해롭다》, 신한미디어, 2001.

윌리엄 더프티, 《슈거 블루스》, 북라인, 2006.

이석준, 《전통주 집에서 쉽게 만들기》, 미래문화사, 2012.

이승원, 《우리 몸은 거짓말하지 않는다》, 김영사, 2006.

이시하라 유미, 《남자 병 안 걸리고 사는 법》, 삼호미디어, 2012.

이시하라 유미, 《뜨거운 여자가 좋아》, 국일출판사, 2004.

이시하라 유미, 《몸이 따뜻해야 몸이 산다》, 삼호미디어, 2007.

이시하라 유미, 《암은 혈액으로 치료한다》, 양문, 2003.

이시하라 유미, 《하루 세 끼가 내 몸을 망친다》, 살림Life, 2008.

이원종, 《거친 음식》, 랜덤하우스 중앙, 2004.

이정호, 《알콩달콩 신비한 된장 이야기》, 오상출판사, 2001.

이종수, 《간 다스리는 법》, 동아일보사, 2002.

이태교, 《재미있는 물 이야기》, 현암사, 1991.

일요신문 편저, 《기적을 일으키는 자연요법》, 일요신문사, 1998.

정홍규, 《오산에서 온 편지》, 학이사, 2012.

조선혜, 《기적을 일으키는 식이요법》, 일요신문사, 1997.

지크프리트 메린 교수, 《남성 호르몬 건강법》, 학원사, 2001.

천연자연건강연구소, 《물》, 공부방, 1989.

피에르 베일, 《빈곤한 만찬》, 궁리출판, 2008.

허현회, 《병원에 가지 말아야 할 81가지 이유》, 맛있는책, 2012.

홍문화, 《성인병 예방과 장수하는 건강법》, 빛과향기, 2005.

홍창복, 《암은 좋은 것이여》, 학민사, 1995.

황성수, 《현미밥 채식》, 페가수스, 2009.

황성주, 《암은 없다》, 청림출판, 2009.

황종찬, 《골다공증 예방과 치료요법》, 태월출판사, 1998.

후나세슌스케, 《항암제로 살해당하다》, 중앙생활사, 2006.

후쿠오카 마사노부, 《생명의 농업과 대자연의 도》, 정신세계사, 1988.

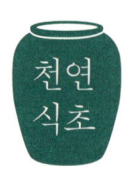